Rehana Kausar

Diferenças de género na Tuberculose em Caxemira, Índia

Rehana Kausar

Diferenças de género na Tuberculose em Caxemira, Índia

ScienciaScripts

Imprint

Any brand names and product names mentioned in this book are subject to trademark, brand or patent protection and are trademarks or registered trademarks of their respective holders. The use of brand names, product names, common names, trade names, product descriptions etc. even without a particular marking in this work is in no way to be construed to mean that such names may be regarded as unrestricted in respect of trademark and brand protection legislation and could thus be used by anyone.

Cover image: www.ingimage.com

This book is a translation from the original published under ISBN 978-613-9-92781-4.

Publisher:
Sciencia Scripts
is a trademark of
Dodo Books Indian Ocean Ltd. and OmniScriptum S.R.L publishing group

120 High Road, East Finchley, London, N2 9ED, United Kingdom
Str. Armeneasca 28/1, office 1, Chisinau MD-2012, Republic of Moldova, Europe
Printed at: see last page
ISBN: 978-620-5-64619-9

Conteúdos

CAPÍTULO 1

Introdução

A tuberculose (TB) continua a ser a maior doença infecciosa que causa elevada mortalidade nos seres humanos, levando a 3 milhões de mortes anuais, cerca de cinco mortes por minuto. Aproximadamente 8-10 milhões de pessoas são infectadas com este agente patogénico todos os anos. [1]De acordo com o Relatório Global de Tuberculose da OMS de 2009, estima-se que houve 8,9-9,9 milhões de casos de tuberculose no ano de 2008. Estima-se que houve 11,1 milhões (intervalo, 9,6-13,3 milhões) de casos prevalecentes de tuberculose equivalentes a164 casos por cada 100 000 habitantes. Estima-se que 1,3 milhões (intervalo, 1,1-1,7 milhões) de mortes, incluindo 0,5 milhões (intervalo, 0,45-0,62 milhões) de mortes entre mulheres, ocorreram entre os casos de TB seronegativos. Isto equivale a 20 mortes por cada 100 000 habitantes. Os cinco países que ocupam a quinta posição em termos de número total de casos de incidentes em 2008 são a Índia (1,6-2,4 milhões), China (1,0-1,6 milhões), África do Sul (0,38-0,57 milhões), Nigéria (0,37-0,55 milhões) e Indonésia (0,34-0,52 milhões).

Só a Índia e a China são responsáveis por cerca de 35% dos casos de tuberculose em todo o mundo. [2]Estima-se que cerca de dois terços da população mundial estão infectados assintomaticamente com tuberculose, dos quais 5% a 10% desenvolverão doenças clínicas durante a sua vida. A maioria dos novos casos e mortes ocorre em países em desenvolvimento onde a infecção é frequentemente adquirida na infância. O risco anual de infecção por tuberculose em países de elevado fardo é estimado em 0,5-2%[3] Um total de 31,8 milhões de novos casos e recaídas e 15,5 milhões de novos casos positivos de difamação foram notificados pelos programas DOTS em todo o mundo nos 12 anos entre 1995 e 2006.[4]

A Índia é o país com o maior fardo de tuberculose do mundo e é responsável por quase um quinto (20%) do fardo global de tuberculose e 2/3rd dos casos na Região do Sudeste Asiático. Todos os anos cerca de 1,8 milhões de pessoas desenvolvem tuberculose, dos quais cerca de 0,8 milhões são novos casos positivos de difamação altamente infecciosa. O risco anual de se infectar com TB é de 1,5% e uma vez infectado, há 10% de risco vitalício de desenvolver TB. Na Índia, quase 0,37 milhões de pessoas morrem de tuberculose todos os anos. [5]Na Índia, a tuberculose tem uma taxa de mortalidade de

28/100.000 habitantes. A perturbação causada à sociedade e à economia é enorme. Um doente de tuberculose leva em média três a quatro meses a recuperar, perdendo assim tanto rendimento. A perda é desastrosa para aqueles que lutam contra a pobreza. É mais provável que sejam inadimplentes em relação ao tratamento. O custo directo da doença na Índia é estimado anualmente em cerca de 3 mil milhões de dólares americanos (mais de 13.000 rupias).[6]

O género refere-se aos papéis, comportamentos, actividades e atributos socialmente construídos que uma sociedade específica considera adequados para homens e mulheres. Os papéis e comportamentos distintos podem dar origem a desigualdades de género, ou seja, diferenças entre homens e mulheres que favorecem sistematicamente um grupo. Por sua vez, tais desigualdades podem levar a desigualdades entre homens e mulheres tanto no estado de saúde como no acesso aos cuidados de saúde. [7]

A tuberculose mata mais mulheres na faixa etária reprodutiva do que todas as causas de mortalidade materna combinadas, e pode criar mais órfãos do que qualquer outra doença infecciosa. Quase um terço da infertilidade feminina na Índia é causada pela tuberculose. As mulheres indianas que sofrem de tuberculose enfrentam limitações, uma vez que dependem de outras para obterem os cuidados médicos necessários. Estudos indicam que enquanto os homens têm de lidar com o estigma no seu local de trabalho e na comunidade, as mulheres são ostracizadas no lar e na vizinhança. Mais de 100.000 mulheres com doença de tuberculose são abandonadas pelas suas famílias todos os anos. A tuberculose é mais comum nos homens. Este aumento da morbilidade e mortalidade nos homens afecta a família, e em particular as mulheres da família. [5]
A prevalência da doença por sexo e idade na área de ensaio BCG em Chingleput mostrou que em todas as categorias a prevalência e incidência da doença aumentou com a idade nos homens. Para as fêmeas, até aos 45 -49 anos de idade, as taxas tinham aumentado para depois se situarem num patamar mais elevado. Em todas as idades, a prevalência era maior entre os machos do que entre as fêmeas. De todos os casos positivos de cultura, 79% foram encontrados em machos. [8]No último estudo de acompanhamento do TRC 1968-1986, a proporção média macho/fêmea foi de 3,7 para casos positivos de cultura e 4,5 para casos positivos de expectoração. De todos os casos de tuberculose pulmonar em machos, 70% encontravam-se no grupo etário dos 20-54 anos. Entre as fêmeas, por outro lado, 56% dos casos situavam-se no grupo etário dos 20-44 anos, ou seja, na faixa etária reprodutiva. [9]

Embora mais homens que mulheres sejam diagnosticados com TB pulmonar, mais de meio milhão de mulheres morrem todos os anos desta doença. A maior proporção de casos masculinos consistentemente notificados pelos programas de tuberculose pode reflectir com precisão uma maior prevalência entre os homens ou pode ser um artefacto de persistentes barreiras geográficas, sócio-económicas, culturais e relacionadas com os serviços de saúde que afectam desproporcionadamente o diagnóstico e tratamento atempado nas mulheres. Apesar de realizações notáveis na expansão e implementação de tratamentos directamente observados, programas de curta duração (DOTS) ao longo da última década, as provas indicam que as barreiras relacionadas com o género e as questões sobre a sua magnitude e natureza persistem. As diferenças de género podem ocorrer a diferentes níveis de controlo da tuberculose, uma vez que afectam a capacidade dos doentes de aceder a cuidados apropriados, submeter-se a exames, submeter-se a testes microscópicos e iniciar e completar o tratamento/[10])

O NFHS -2, 2000 mostra que a prevalência global da TB no país é de 544 pessoas por 100.000 habitantes, entre as quais 320 são homens e 224 são mulheres. [11]O rácio masculino/feminino na prevalência total funciona assim para cerca de 59:41.por outras palavras, pelo menos 40% de todos os casos de tuberculose no país são mulheres. Isto é muito mais elevado do que a proporção esperada de mulheres (33%) nos casos comunicados.

Existe claramente uma lacuna - uma lacuna entre a prevalência real e a notificação de casos, especialmente para as mulheres. Por outras palavras, uma secção de mulheres doentes permanece não registada (e portanto oficialmente não detectada) no sistema de cuidados de saúde. Dado o actual sistema de saúde indiano, pode-se levantar a hipótese de que a maioria destas mulheres em falta estão a ser tratadas por prestadores privados (formais ou informais), ou, simplesmente, permanecem sem tratamento. Mais especificamente, o fenómeno manifesta-se no facto de as mulheres utilizarem menos instalações de OPD do que os homens, ou, são menos encaminhadas para testes de expectoração do que os homens. Como resultado, a tuberculose nas mulheres tende a ser subnotificada e diagnosticada. [12]

Mesmo que uma mulher seja capaz de abordar um prestador de cuidados de saúde, é menos provável que seja suspeita de ter tuberculose, é menos provável que seja suspeita de ter tuberculose, é menos provável que lhe seja feito um exame de expectoração, e é menos provável que seja encontrada expectoração positiva do que um homem[13]. A baixa comunicação de casos de tuberculose por mulheres doentes é frequentemente atribuída ao estigma social ligado à tuberculose e ao consequente receio de isolamento tanto da família como da sociedade[04]. Em muitas culturas, o estigma social contribui para longos atrasos na procura de cuidados profissionais e no abandono do tratamento. [15]

As notáveis excepções ao padrão global de preponderância masculina em alguns países também levantam questões desafiantes. A taxa de incidência notificada de tuberculose positiva da saliva no Irão é mais elevada para as mulheres do que para os homens, e o rácio da taxa masculina: feminina é de 0,8-0,9 em cada ano para o qual existem dados disponíveis. Surpreendentemente, as mulheres no Afeganistão são responsáveis por mais de dois terços dos casos de tuberculose notificados. A taxa de incidência notificada é menor para os homens do que para as mulheres, não só para a tuberculose positiva por esfregaço (rácio masculino feminino aproximadamente 1:2,3 cada ano), mas também para a tuberculose pulmonar extra (rácio masculino: feminino 1:1,5-1,7 cada yeai[jl6:i]

Examinar a diferença de género na tuberculose é mais do que determinar que sexo tem uma maior taxa de prevalência ou uma maior taxa de casos fatais. Também inclui a análise de outras questões como a diferença no risco de exposição à infecção, na procura de comportamento e resposta do sistema de saúde, consequências económicas, e estigma associado ao facto de ser conhecido como doente de tuberculose[17] No estado de J&K, o Programa Nacional Revisto de Tuberculose (RNTCP) na divisão de Caxemira foi iniciado nos distritos de Pulwama e Srinagar em 2005. Mais tarde, foi alargado a todos os outros distritos. Os dados de uma forma desagregada por sexo só estão disponíveis desde 2005. O exame preliminar dos dados mostrou que havia uma preponderância de fêmeas diagnosticadas com tuberculose nos distritos de Anantnag, Baramulla ,Kupwara e Kargil. Os outros distritos mostraram uma ligeira preponderância de machos ou um número igual de casos em machos e fêmeas. Este quadro é completamente diferente do que se observa no resto da Índia, onde se observa uma preponderância marcante de machos. É com este pano de fundo em mente que o presente estudo está planeado para avaliar a epidemiologia local da tuberculose na região de Caxemira com referência ao género, examinando a diferença entre homens e mulheres em relação à taxa de infecção, diferença no acesso e utilização de recursos de cuidados de saúde, diferença no cumprimento, taxas de cura e estigmatização social no vale. O estudo procurará também fornecer uma visão sobre o estigma relacionado com o género na população de Caxemira e, assim, fazer sugestões para a melhoria do programa e criar um orçamento de género no RNTCP. Este estudo é um primeiro do seu género no nosso estado.

CAPÍTULO 2

METAS E OBJECTIVOS

Os objectivos de investigação deste estudo são:

1.   Identificar diferenças sexuais em aspectos chave do controlo da tuberculose, ou seja, descoberta de casos, diagnóstico, tratamento, aderência ao tratamento e resultado.

2.   Identificar as barreiras específicas de género a estes aspectos-chave.

3.   Fazer recomendações para melhorar a sensibilidade ao género do programa de controlo da tuberculose.

CAPÍTULO 3

Revisão de literatura

Historicamente, o germe da tuberculose pode ser tão antigo como a própria Terra - sobrevivendo na lama primitiva logo no início dos tempos. As primeiras provas de tuberculose em humanos são de uma sepultura neolítica perto de Heidelberg, Alemanha, datada de 5000 a.C.; exames das espinhas de múmias e de pinturas de túmulos de 4000 a.C. confirmam a tuberculose como uma doença comum no Egipto, e restos ósseos em Itália da mesma data mostram a tuberculose na coluna vertebral. Em meados do século XVII, uma em cada cinco mortes em Londres - tal como registado nos Bills of Mortality - era devida à tuberculose (consumo). A tuberculose depressa se tornou uma epidemia na Grã-Bretanha e nas principais cidades dos EUA e Europa - tornando-se conhecida como a "Peste Branca". No virar do século XIX, a estimativa da taxa de mortalidade mundial por TB era de 7 milhões por ano e a taxa de tuberculose pulmonar - 50 milhões por ano. Londres e Nova Iorque eram duas das cidades mais afectadas. Isto levou ao receio de que no final do século XIX a civilização europeia pudesse ser destruída. [18]

A tuberculose é causada por Mycobacterium tuberculosis que é comummente conhecida como bacilo de Koch ou bacilo rápido ácido (AFB) e foi descoberta por Robert Koch a 24th de Março de 1882 (celebrado como Dia Mundial da Tuberculose). [19]

A: CARGA GLOBAL DA TUBERCULOSE

Relatório da OMS sobre o Controlo Global da Tuberculose (2009) [2] estima que houve 9,4 milhões de casos de incidentes (equivalentes a 139 casos por 100 000 habitantes) de tuberculose a nível mundial no ano de 2008. Trata-se de um aumento em relação aos 9,3 milhões de casos de TB estimados em 2007, uma vez que as lentas reduções nas taxas de incidência per capita continuam a ser compensadas pelo aumento da população. As análises provisórias indicam que as mulheres representam uma estimativa de 3,6 milhões de casos (intervalo, 3,4-3,8 milhões). Em 2008, 5,7 milhões de casos de TB (novos casos e casos de recidiva) foram notificados aos PNT, incluindo 2,7 milhões de novos casos de baciloscopia positiva, 2,0 milhões de novos casos pulmonares de baciloscopia negativa (ou casos cujo estado de baciloscopia era desconhecido) e 0,8 milhões de novos casos de TB pulmonar extra. Entre os casos pulmonares, 57% do total de notificações foram de esfregaços positivos.

Os dados do inquérito da OMS (2008) [20] confirmam que enquanto que um excesso de 70% de casos de tuberculose masculina em relação à feminina são notificados globalmente todos os anos, o número de casos fatais continua elevado nas mulheres. A tuberculose mata mais mulheres do que todas as causas combinadas de mortalidade materna. A doença é uma das principais causas de morte entre as mulheres adultas jovens. Estima-se que mais de 1 milhão de mulheres morreram de tuberculose em 1997, e cerca de três quartos de um milhão de mulheres em 1999. Esta mortalidade

da tuberculose cria órfãos e sujeitando assim as famílias a severas dificuldades. A drenagem económica das sociedades e famílias é espantosa, levando frequentemente à desorganização e desintegração familiar. A magnitude e gravidade da(s) epidemia(s) global(ais) de TB foi sublinhada em 1993 quando a Organização Mundial de Saúde declarou a TB como uma emergência global. Em 1998, a Ásia foi responsável por aproximadamente 64% dos casos de TB notificados em todo o mundo, e a Ásia foi declarada a sede da epidemia mundial de TB.

De acordo com o Plano Estratégico Regional de Controlo da Tuberculose (2002)[21]

a Região do Sudeste Asiático (SEAR), com uma incidência anual de 3,17 milhões de casos de tuberculose e uma estimativa de 4,88 milhões de casos prevalecentes, suporta um terço da carga global de tuberculose. Cinco dos 11 países membros da Região estão entre os 22 países com maiores encargos, sendo a Índia responsável por mais de 20% dos casos do mundo. Mais de 95% dos casos e mortes devidos à TB na Região são comunicados pelos cinco países com elevada carga de trabalho na Região: Bangladesh, Índia, Indonésia, Myanmar e Tailândia. Só a Índia é responsável por quase um terço do fardo global da doença. A maioria dos casos ocorre na faixa etária dos 15-54 anos, com os homens a serem afectados de forma desproporcionada. A relação homem/mulher entre os casos recentemente detectados é de 2:1. A incidência da doença é a mais elevada no grupo etário 15-54 anos, afectando seriamente o desenvolvimento social e económico; a perda financeira sofrida na Região é estimada em 4 mil milhões de dólares por ano. A propagação do VIH na Região e o aparecimento nos últimos anos de estirpes de tuberculose multirresistentes representam ameaças adicionais.

Segundo dados da OMS (2009)[22] Nepal com uma população de mais de 28 milhões de habitantes, estima-se uma incidência de 173 casos de todas as formas de tuberculose por 100 000 habitantes, enquanto a incidência de novas difamações positivas é estimada em 77/100 000. A tuberculose é identificada como um programa prioritário no âmbito do Ministério da Saúde e População. Desde 2001, tem havido um lento declínio no número de casos notificados. Do mesmo modo, verifica-se uma ligeira mudança para o grupo etário mais velho.

OMS SEAR(2004)[23] escreve no seu documento conceptual que se estima que todos os anos 70.000 pessoas no Bangladesh morrem de tuberculose (TB). Este número de mortes muito elevado é mais do dobro da estimativa oficial de mortalidade para a fome de 1974-75 no Bangladesh, uma catástrofe que mudou as estratégias de desenvolvimento do Bangladesh para o quarto de século seguinte. Estima-se agora que todos os anos, 300.000 pessoas no Bangladesh desenvolvem uma tuberculose activa, colocando um fardo imenso sobre a economia e o sistema de saúde, particularmente para a saúde reprodutiva e infantil.

Existe uma preocupação adicional com a saúde materna futura: o número de novos casos positivos de tuberculose por ano entre 1994 e 1997 pareceu ser consistentemente cerca de 50% mais elevado em crianças do sexo feminino, de 0-14 anos de idade, quando comparado com homens da mesma faixa etária.

B:FARDO DA TUBERCULOSE NA ÍNDIA

Governo da Índia, RNTCP Status Report (2008)[5] confirma que a Índia é o país com o maior fardo de tuberculose do mundo e representa quase um quinto (20 por cento) do fardo global de tuberculose, 2/3rd de casos no SEAR. Todos os anos, cerca de 1,8 milhões de pessoas desenvolvem tuberculose, das quais 0,8 milhões são novos casos positivos de difamação altamente infecciosa. O risco anual de se infectar com TB é de 1,5 por cento e, uma vez infectado, há 10 por cento de risco durante toda a vida de desenvolver a doença de TB. Dois em cada cinco índios estão infectados com bacilo da tuberculose. Todos os dias, cerca de 5000 pessoas desenvolvem a doença. Na Índia, quase 0,37 pessoas morrem de tuberculose todos os anos. (GOI 2008) Actualmente, o programa DOTS da Índia contra a tuberculose é reconhecido como o programa de expansão mais rápida. O Programa Nacional Revisto de Controlo da Tuberculose (RNTCP), baseado na estratégia DOTS (Directly Observed Therapy Short-course), começou como projecto-piloto em 1993 e foi lançado como programa nacional em 1997 e todo o país foi abrangido pelo DOTS até 24 de Março de 2006. Mais de 7,3 milhões de pacientes estão em tratamento DOTS até agora, e cerca de 1,4 milhões de vidas adicionais foram salvas. As taxas de mortalidade ao abrigo do RNTCP foram reduzidas 7 vezes de 29 por cento para cerca de 4 por cento em casos de difamação positiva.

O inquérito realizado a nível nacional pelo Indian Council of Medical Research[24] no final dos anos 50 (1955-58) tinha mostrado uma prevalência média de tuberculose pulmonar positiva do escarro de cerca de 400 por 100.000 populações, o que representava um número absoluto de 1,5 milhões de casos infecciosos na altura, com taxas de prevalência semelhantes nas zonas rurais e urbanas

Chadha et al (2005)[25] reflecte que, uma vez que quase todos os inquéritos anteriores foram realizados em áreas geográficas limitadas no Sul da Índia, foi necessário um inquérito de tuberculina a nível nacional. Para este fim, o país foi dividido em quatro zonas de 2000-2003, cada uma delas compreendendo 25% da população do país. O objectivo era estimar a média de ARTI em cada uma das zonas. As taxas ARTI estimadas eram: zona Sul -1%, zona Este - 1,3%, zona Oeste - 1,6%, zona Norte - 1,9%. A média das ARTI para a Índia como um todo foi calculada como

1.   5% que se traduz em 1500 indivíduos em cada 100 000 a adquirir nova infecção por tuberculose todos os anos e potencialmente em risco de progredir para a doença em qualquer altura. Em todas as zonas, foram observados níveis mais elevados de transmissão da infecção nas zonas urbanas, em comparação com as zonas rurais.

Chadha VK (2005)[26] relatou que os inquéritos sobre doenças realizados em diferentes partes do país desde a década de 1950 relataram uma prevalência de tuberculose pulmonar (TBP) difamatória de 0,6-7,6 por 1000 habitantes, de 1,7-9,8 e de 1,8-12,7. A incidência de TBP esfregaço positivo foi observada no intervalo de 1,0-1,6/1000 e de 1,0-2,5/1000 no número limitado de estudos realizados.

<u>C: Diferenças de género na tuberculose</u>

a).Estudos globais

Demissie e Lindtjorn (2003)[27] observaram que factores biológicos variáveis entre os sexos influenciam a susceptibilidade e imunidade a doenças. Os papéis e relações de género influenciam o grau de exposição a infecções e o acesso a recursos de prevenção e controlo de doenças partilhados por ambos os sexos; podem ter diferentes manifestações ou histórias naturais ou diferir na gravidade das suas consequências nas mulheres e nos homens

Holmes e Hausler et al (1998)[28] observaram que em geral há duas vezes mais casos masculinos de tuberculose do que femininos Diwan (2008)[29] relataram que são diagnosticados mais doentes masculinos com tuberculose com manchas positivas No entanto, a OMS (2009)[30] relata que a TB é a principal causa única de mortes entre as mulheres em idade reprodutiva, sendo responsável por 9% das mortes a nível mundial; em comparação com a guerra 4%, VIH 3% e doenças cardíacas 3%. Hudelson(1996)[14] relatou que a progressão da infecção para a doença é até 130% elevada nas mulheres e as taxas de mortalidade de casos são 27-41% mais elevadas entre raparigas e mulheres jovens.

Weiss et al (2008)[31] observaram que a medida em que a identificação de menos mulheres com TB a nível global se deve ao sexo (como um determinante biológico) ou género (como um determinante sociocultural que afecta o acesso ao tratamento da TB) tem sido objecto de estudos robustos. As razões subjacentes às diferenças precisam de ser explicadas a partir das visões do mundo local dos pacientes com referência ao género. Assim, o género tornou-se uma consideração cada vez mais importante para a tuberculose.

Allotey e Gyapong (2008)[32] observaram que apesar de a causa da tuberculose ser conhecida há mais de um século e o tratamento há pelo menos meio século, a tuberculose persiste em grande parte por razões sociais que não foram abordadas devido a uma medicalização excessiva da doença. A análise de género permite uma explicação da dinâmica da vulnerabilidade, desvantagem, desigualdades entre mulheres e homens no acesso aos recursos e ao poder de decisão, e assim fornece múltiplos pontos potenciais de intervenção na base para reduzir os riscos, desigualdades e carga da doença.

Relatórios da OMS de 1997 a 2008[33] descrevem os padrões regionais dos diferenciais sexuais na tuberculose. Estes dados foram comunicados à OMS por países entre 1997 e 2005 e mostram padrões consistentes e reprodutíveis. Observações sumárias sobre os dados de 1997 a 2005 são notáveis: em 0-14 anos, a proporção de sexo (masculino: feminino) é sempre inferior a uma nas seis regiões da OMS, indicando uma proporção mais elevada de tuberculose entre as crianças e adolescentes do sexo feminino. O rácio aumenta com a idade em todas as regiões excepto na Região Europeia e o rácio mais baixo é observado na Região Mediterrânica Oriental, onde o rácio mais elevado é um pouco mais do que cerca de 1,5 para pacientes com idade >65 anos. O rácio na Região Europeia aumenta acentuadamente com a idade, atingindo até 6 para o grupo etário 45-54 anos, e diminui para >2,5 para os grupos etários mais velhos. Nas Américas, África, Sudeste Asiático e Pacífico Ocidental, o rácio aumenta constantemente com a idade; e em doentes com >65 anos, o rácio mais elevado é observado no Sudeste Asiático (3-4 para cada ano no período 1997-2005) e no Pacífico Ocidental (aproximadamente 3).

Esta reprodutibilidade regional da proporção de sexo, que é relativamente constante ao longo deste período, sugere que a distribuição sexual dos casos de tuberculose notificados pode ser determinada em parte por factores específicos da região. Intrigantemente, porém, na Região Europeia, onde as disparidades entre os sexos no acesso aos serviços de saúde são provavelmente menores do que em outras regiões, os relatórios mostram a maior proporção de sexo. Em contraste, nas regiões africanas e do Mediterrâneo Oriental, onde tais disparidades no acesso aos cuidados são provavelmente maiores, os rácios de sexo relatados são os mais baixos. Uma explicação baseada unicamente no acesso parece não ter em conta as disparidades na notificação de casos de tuberculose masculina e feminina nas regiões da OMS. Holmes e Haussler (1998)[28] estudaram dados sobre as diferenças sexuais na TB de alguns países da Europa Ocidental durante o período de 1930 a 1950, quando o peso da doença era elevado, apresentam um quadro diferente: nenhuma diferença significativa na TB entre os sexos na infância e na pré-adolescência, uma incidência mais elevada nas mulheres do que nos adolescentes e jovens adultos do sexo masculino, e uma incidência mais elevada nos homens do que nas mulheres após os 40 anos de idade.

Estudos de vários países mostraram que a progressão da infecção por TB para a doença é provavelmente mais rápida para as mulheres do que para os homens nos seus anos reprodutivos e mais rápida para os homens após os 40 anos de idade. Embora globalmente um terço dos casos de TB notificados no mundo se situe entre as mulheres, existem apenas alguns poucos estudos populacionais sobre a prevalência ou incidência da TB, pelo que não se sabe até que ponto as variações de género notificadas representam diferenças reais na incidência ou podem ser explicadas pela subnotificação de casos de mulheres em determinados contextos. Borg doff et al (2000) [34] estudou dados de prevalência e taxas de notificação da tuberculose positiva por esfregaço em 29 estudos em 14 países, que demonstraram que as taxas de notificação da tuberculose positiva por esfregaço por 100000 habitantes variavam de) 0,7 a 176 para os homens e 0,2 a 61 para as mulheres. Quando as taxas de notificação por sexo são resumidas pela região da OMS, verifica-se que são de 0,33 no Sudeste Asiático (SEARO: Índia e Bangladesh), aproximadamente 0,5 na região ocidental do Pacífico (WPRO: China, Coreia, Malásia, Filipinas, Samoa) e 1,0 na África Subsaariana (AFRO: Gana, Quénia, Maurícias, Moçambique, Serra Leoa, Tanzânia, Uganda).Assim, a diferença masculina feminina é mais pronunciada no Sudeste Asiático em comparação com a África. Na maioria dos países, o rácio Feminino / Masculino nos casos predominantes era semelhante ou inferior ao dos casos notificados, sugestão de que a diferença Feminino / Masculino nas taxas de notificação poderia dever-se a uma diferença epidemiológica e não a um acesso diferenciado aos cuidados de saúde.

De acordo com a OMS EURO (2009)[35] na Europa Oriental, as diferenças de género relatadas na notificação da tuberculose são ainda mais notórias. As proporções de casos notificados de mulheres variam entre cerca de 33% no Uzbequistão e 12% na Bielorrússia. As diferenças de género são mais evidentes nos grupos etários reprodutivos (15-45 anos). Os dados notificados não foram validados nem explicados. Em alguns países da Europa Oriental, a discriminação contra minorias étnicas ou religiosas é comum e por vezes legal. Fazer parte de uma minoria étnica pode limitar o acesso aos cuidados de saúde, uma situação que pode ser agravada pelo facto de ser do sexo feminino. Uplekar et al (2001)[36] forneceram um quadro conceptual para estudar os diferenciais de género nos cuidados de tuberculose. Ilustra o processo de desgaste que ocorre à medida que as pessoas passam pelas várias etapas da doença e do tratamento da tuberculose, contabilizando a diferença de sexo em cada etapa. As barreiras estão em:-

I.   Apresentar ao prestador de cuidados de saúde,

II. Encaminhamento para o serviço de TB como suspeitos,

III. Diagnóstico da tuberculose,

IV. Aderência ao tratamento,

V. Resultado positivo.

Tanto mulheres como homens podem confrontar-se com barreiras relacionadas com o género ao tentarem aceder aos longos percursos de tratamento da tuberculose.

Na Ásia, a investigação mostra consistentemente um maior atraso de pacientes e fornecedores para as mulheres. Long et al (2002)[37] , num estudo de 1027 casos de tuberculose no Vietname, constataram que os padrões de sintomas são diferentes para homens e mulheres. Os sintomas de tosse (90,7% mulheres e 94,7% homens p=<0,021), expectoração (83,6% mulheres e 89,9% homens p=.006) e hemoptise (27,8% mulheres e 34,9% homens p=0,033) foram menos comuns entre as mulheres. A ausência de tosse e expectoração por expectoração foi significativamente associada ao aumento dos atrasos de diagnóstico entre as mulheres. Embora a OMS recomende claramente que um paciente com tosse que persista durante 3 semanas deve ser testado para tuberculose pulmonar, a prática clínica não adere a esta política na ausência de outros sintomas, especialmente sem tosse produtiva e hemoptise, especialmente entre as mulheres.

Num outro estudo realizado no Vietname por Thorson et al (2004)[38,] foram inquiridos 35832 adultos. Os casos foram identificados por uma pergunta de rastreio sobre tosse prolongada e posteriormente diagnosticados por exame da expectoração e radiografia do tórax. A prevalência de tuberculose entre os homens foi de 90/100.000 (95% CI 45-135/100.000) e entre as mulheres 110/100.000 (95% CI 63 -157/100.000). A detecção de casos foi estimada em 39% entre os homens e 12% entre as mulheres. Assim, a detecção de casos foi muito inferior à taxa nacional de detecção de casos notificada de 80% e houve uma significativa subdetecção de casos femininos. O resultado da investigação no Vietname sugeriu mesmo que as taxas de TB entre as mulheres na população geral podem ser mais elevadas do que entre os homens, apesar das taxas mais elevadas de TB entre os homens nos registos clínicos.

Cross-site analysis by Weiss et al (2006)[39] salienta a importância das dimensões sociais e culturais a nível local, destacando características distintivas e manifestações tanto comuns como locais de temas transversais. Quatro grupos de investigadores participaram desde o início nos estudos multi-países apoiados pelo TDR. Representaram interesses regionais no Sul da Ásia rural e urbano (Bangladesh e Índia, respectivamente), na África Austral endémica do VIH (Malawi).

e América do Sul (Colômbia). Cada um destes estudos estava preocupado com as implicações do género para o funcionamento dos programas. Em todos os quatro locais, o rácio feminino: masculino entre os pacientes nos registos clínicos diminuiu em cada etapa do processo clínico, desde a apresentação sintomática com suspeita de tuberculose, até à apresentação de expectoração, até à obtenção de um resultado positivo para a expectoração. O desgaste relativo das mulheres, no entanto, diminuiu com a etapa seguinte, ou seja, a difamação de pacientes positivos a iniciar o tratamento. O rácio feminino: masculino nas clínicas do Bangladesh nos sub-distritos variou de 0,48 a 1,45.No Malawi, o rácio feminino: masculino nos distritos variou de 0,75 a 1,55.Em Chennai, Índia, o rácio feminino: masculino variou de 0,71 a 0,29. As taxas de sucesso do tratamento foram mais elevadas para as mulheres do que para os homens na Índia, Malawi e Bangladesh. Foram globalmente baixas na Colômbia, menos de 60% para ambos os homens amostrados nestes locais eram significativamente mais velhos do que para as mulheres (p<0,001).

Um estudo transversal realizado no Bangladesh vizinho de 1000 pacientes com tuberculose pulmonar recém-diagnosticados (500 homens e 500 mulheres), Karim et al(2007)[40] avaliaram a variação de género no atraso desde o início dos sintomas para ajudar na procura, diagnóstico e tratamento da tuberculose no Bangladesh. Estes pacientes pertenciam a 10 sub-distritos que estavam sob um programa DOTS a ser gerido por uma ONG.(O estudo revelou que as mulheres tinham um atraso médio e médio significativamente maior: atraso total (63,2 e 61,0 dias vs. 60,3 e 53 dias), atraso total de diagnóstico 61,2,60,0 vs. 58,5 e 52,0 dias), atraso do paciente (51,9,50,0vs 48,7,42,0 dias) e atraso do tratamento (2,0,1,0 vs. 1,9,1,0 dias).o atraso do paciente foi mais do que o atraso do fornecedor. Concluíram que, em comparação com os homens, as mulheres sofrem atrasos mais longos em várias fases da gestão da tuberculose. Karim et al (2008)[41] realizaram um estudo utilizando dados baseados em registos de 3600 pacientes no Bangladesh extraídos de clínicas ambulatórias, registos laboratoriais e registos de tratamento da tuberculose(1200 de cada) e examinaram as diferenças entre homens e mulheres em cada etapa. Os rácios entre mulheres e homens diminuíram em cada etapa: pacientes respiratórios à procura de cuidados ao paciente(0,81) suspeitos de tuberculose que submeteram expectoração para testes(0,52)e resultados de testes de esfregaço positivos(0,38)mas o declínio cessou no início do tratamento (0,41).Mais mulheres do que homens que foram submetidos a tratamento conseguiram curas (93% contra 89%).

A maioria dos estudos,[39] contudo, mostra que as mulheres mais do que os homens tiveram um maior atraso na procura de cuidados, e também os prestadores de cuidados mais demorados para responder às necessidades das mulheres. O estudo Cross sites no Bangladesh, Índia, Colômbia e Malawi indica um atraso de diagnóstico consistentemente maior para as mulheres (variando de 72 dias no Bangladesh a 195 dias no Malawi) do que para os homens (variando de 64 dias no Bangladesh a 93 dias na Índia).

Uma investigação conduzida por Cassels et al (1982)[42] há duas décadas no Nepal mostrou que a percentagem de mulheres com TB identificadas a partir da descoberta de casos comunitários activos era mais elevada (46%) do que a percentagem de mulheres (28%) diagnosticadas entre os doentes que procuravam tratamento. Yamasaki-Nakagawa et al (2001)[43] , num estudo sobre as diferenças de género nas zonas rurais do Nepal, examinaram os atrasos no diagnóstico da tuberculose e compararam os comportamentos de procura de cuidados de saúde entre homens e mulheres. Verificou-se que as mulheres tinham um atraso significativamente maior do que os homens antes do diagnóstico da tuberculose (2,3 meses para os homens e 3,3 meses para as mulheres). Este atraso mais longo foi particularmente observado se visitaram curandeiros tradicionais. 63% das mulheres visitaram curandeiros tradicionais, enquanto que apenas 18% dos homens o fizeram. Concluíram que uma vez que as mulheres visitam e acreditam nos curandeiros tradicionais, isto pode levar a atrasos mais longos antes de terem sido diagnosticadas de tuberculose.

Notáveis excepções à preponderância masculina foram relatadas por Ottomani e Uplekar (2008)[13] no seu editorial do International Journal of tuberculosis and Lung Disease. Noticiaram que a taxa de incidência notificada de tuberculose com saliva positiva no Irão e Afeganistão é mais elevada para as mulheres do que para os homens. Um exame dos dados do Paquistão mostra que nas províncias de Punjab e Sindh, como no resto da Ásia, as mulheres são responsáveis por menos de metade dos casos notificados de difamação positiva. Contudo, a situação é exactamente a oposta no Baluchistão e na província da Fronteira Noroeste (adjacente ao Afeganistão) onde as mulheres constituem 60% dos casos de difamação positiva notificados. Surpreendentemente, as mulheres no Afeganistão são responsáveis por mais de dois terços dos casos de tuberculose notificados. A taxa de incidência notificada é inferior para os homens do que para as mulheres, não só para a tuberculose difamatória positiva (rácio masculino: feminino aproximadamente 1:2,3 por ano), mas também para a tuberculose extra-pulmonar (rácio masculino: feminino 1:1,5-1,7 por ano) (Salim Rasooli, comunicação pessoal). Um exame dos dados subnacionais no Paquistão salienta ainda mais a importância de uma análise cuidadosa das características locais da relação entre o género e a epidemiologia da tuberculose. Os autores questionam se esta diferença tem alguma coisa a ver com o facto de estas províncias fazerem fronteira com o Afeganistão oriental e abrigarem populações de etnia semelhante?

Estes exemplos realçam o valor e a necessidade de estudar registos e relatórios de rotina que acentuam o enfoque nas questões de género para o controlo da tuberculose. Os dados mostram que a distribuição sexual dos casos notificados de tuberculose varia não só entre regiões e países, mas também dentro de países, províncias e talvez até dentro de distritos. As razões para estas diferenças precisam de ser explicadas, e são susceptíveis de resultar de vários factores, incluindo o acesso aos cuidados, etnia, formas particulares de tuberculose.

Embora o estigma possa contribuir para o atraso do paciente tanto para homens como para mulheres, estudos sugerem que as mulheres são particularmente vulneráveis em sociedades onde o casamento e a aceitação doméstica são mais sensíveis à desqualificação social com base na tuberculose identificada, quer como demonstrado por Liefooghe et al(1995)[44] no Sul da Ásia, por Johansson et al (2000)[45] na Ásia Oriental ou por Godfrey-Fausset et al(2002)[46] em África.

<u>b) Estudos indianos:</u>

No contexto indiano, o NFHS -2, (2000)[11] mostra que a prevalência global da TB no país é de 544 pessoas por 100.000 habitantes, entre as quais 320 são homens e 224 são mulheres. O rácio masculino/feminino na prevalência total é de 59:41.por outras palavras, 40% do total de casos de TB no país são do sexo feminino.

Em Orissa, o fosso entre os casos notificados de tuberculose masculina e feminina é grande. Nos distritos apoiados pelo DANIDA(2001)[12] , um estudo realizado em 2001 mostrou que a proporção real de mulheres entre todos os pacientes de TB registados é até agora de apenas 28- 30%.Isto implica que 10-12% dos pacientes femininos de TB ainda não estão cobertos pelo RNTCP. Os problemas na detecção de casos entre as mulheres podem resultar de menos mulheres a consultarem os serviços de saúde adequados e da incapacidade dos clínicos de investigarem agressivamente um diagnóstico de TB entre as pacientes do sexo feminino com sintomas torácicos. Como resultado, a tuberculose nas mulheres tende a ser sub-diagnosticada e sub-diagnosticada.

Balasubramainiam et al (2004)[47] encontraram uma maior proporção de homens com TB nas comunidades de estudo do que nas clínicas de TB. Este estudo realizado em Thiruvallur, adjacente a Chennai, examinou a prevalência da tuberculose na comunidade e na clínica de tuberculose. A descoberta activa de casos através de um inquérito porta-a-porta, rastreio de sintomas, radiografia em miniatura de massa, e exame de Sputum mostrou que havia uma diferença de 2,25 para os homens e 1,1% para as mulheres e uma proporção de positividade da expectoração masculina de 6,5 na amostra comunitária e 4,1 na clínica. Concluíram que havia um problema generalizado de falta de homens nos programas de controlo da tuberculose e que o controlo da tuberculose sensível ao género tinha de se concentrar também nas necessidades dos homens. Este estudo também salientou que o atraso dos homens na procura de tratamento pode ser influenciado pelo inconveniente e pelo custo do trabalho em falta para procurar cuidados de saúde.

Sudha Ganpathy et al (2007)[48] conduziram um estudo qualitativo utilizando discussões de grupos focais em Chennai para obter informações sobre a percepção da comunidade sobre a tuberculose com referência ao género. Utilizaram esta informação para recolher informação sobre as crenças, valores e compreensão dos problemas de saúde da comunidade. As diferenças de género nas percepções da comunidade sobre a tuberculose parecem ser críticas em questões relacionadas com o casamento. O estigma da tuberculose é mais visível nas mulheres do que nos homens quando se trata de casamento. Sentia-se geralmente entre homens e mulheres que era mais fácil para os homens infectados ou tratados com tuberculose casarem-se em comparação com as mulheres. Além disso, a tuberculose está mais associada à tosse e outros sintomas cardinais não parecem ser conhecidos, especialmente entre as mulheres. A causa da tuberculose foi atribuída mais ao tabagismo, álcool, estampagem da expectoração e transmissão por via aérea, não parecendo ser expressa. Outra opinião interessante expressa foi a de que os homens eram mais vulneráveis a contrair tuberculose do que as mulheres. Esta vulnerabilidade era devida aos seus contactos sociais, à exposição ao pó, ao fumo e ao consumo de álcool.

Num estudo conduzido por Ahmed et al (2009)[49] no distrito de Bellary, Karnataka, 1983, foram avaliados adultos com sintomas pulmonares. Foi identificado um total de 323 novos casos positivos de escarro. Um número menor de homens teve acesso aos serviços de saúde. No entanto, um maior número de machos com sintomas pulmonares e novos casos de escarro positivo utilizaram os serviços RNTCP do que as fêmeas na proporção de 1,6:1 e 2,5:1 respectivamente. Isto deveu-se a uma maior prevalência de pessoas com sintomas pulmonares e taxa de positividade da expectoração entre os homens.

D: Estudos sobre a importância do género na tuberculose:-

OMS 2009[35] (euro) escreve que as dinâmicas de género são factores chave que afectam o risco de um indivíduo ser infectado e desenvolver tuberculose (TB), o seu acesso à informação sobre saúde e o seu comportamento em busca de saúde e, em última análise, o resultado do tratamento. Além disso, o género molda as capacidades de sobrevivência das pessoas e as consequências sociais da tuberculose. O género não só influencia o risco de contrair e desenvolver a tuberculose; em cada passo para o diagnóstico e tratamento bem sucedidos, as estruturas e barreiras definidas pelo género criam desvantagens que são específicas das mulheres ou dos homens em diferentes contextos. O termo "género" refere-se às construções sociais de ser masculino ou feminino, em contraste com as características biológicas pré-determinadas dos sexos. Ao contrário da visão essencialista e imutável sobre a feminilidade e masculinidade criada pela consideração do sexo biológico, o género enfatiza a ordenação hierárquica da sociedade e o desequilíbrio de poder entre homens e mulheres. Vlassof(50) acrescenta que estes papéis de género também determinam o estado de saúde, o comportamento na procura de saúde, e o acesso aos cuidados de saúde e a sua influência devem ser considerados na formulação e implementação da política de saúde.

Allotey et al (2008)[32] declaram que os estudos de género estão a tomar forma a partir da segunda onda de feminismo de meados dos anos 60, como uma disciplina académica. A primeira onda de feminismo abordou os direitos fundamentais das mulheres através de movimentos, a segunda - onda de feminismo introduziu noções de igualdade e equidade e as feministas tendem a relacioná-las com os aspectos socioeconómicos, dinâmicas familiares, saúde, bem-estar e sexualidade. Assim, a disciplina mais ampla do estudo das mulheres tomou a forma de estudos de género, apesar de ter raízes feministas.

Diwan et al (1998)[33] observaram que historicamente, o género não tem recebido a atenção adequada nos estudos sociais da tuberculose. Embora todos os países declarantes tenham mantido dados desagregados por sexo desde 1997, muitos não os utilizam suficientemente para a investigação ou acção no terreno. Contudo, ao longo da última década, o reconhecimento desse ponto motivou alguns investigadores a defender a atenção à prioridade do género no controlo da tuberculose. A experiência da OMS desde 1997 na assistência a países com elevada carga de TB para a criação de sistemas padronizados de vigilância da TB mostra que, globalmente, os homens representam uma proporção mais elevada de casos notificados de TB (63% ou 64%). O primeiro seminário internacional de investigação sobre Género e TB, foi convocado pela Escola Nórdica de Saúde Pública, em Maio de 1998[51] ... Foram apresentadas e discutidas questões-chave e o livro produzido a partir do workshop representa uma fonte para estabelecer a agenda de futuras investigações sobre o assunto e este workshop abriu o caminho para novos estudos sobre a tuberculose em termos de género. Concluiu que:

- Em muitos países existem diferenças relacionadas com o género no acesso e utilização dos serviços de saúde.

- É necessária investigação para identificar e abordar as barreiras relacionadas com o género na utilização dos serviços de saúde para a detecção e tratamento da tuberculose.

- É necessário desenvolver estratégias de controlo da tuberculose sensíveis ao género para melhorar a detecção e retenção de casos (conclusão do tratamento completo)

- Este estudo foi seguido por um estudo multipaíses da OMS sobre género e tuberculose em quatro países da Colômbia, Malawi, Índia e Bangladesh. Este estudo financiado pela TDR é um exemplo do empenho na investigação das ciências sociais com base no género por parte da UNICEF/ PNUD/Banco Mundial/OMS Programa Especial sobre Investigação e Formação em Doenças Tropicais.

E: Estudos sobre os aspectos sociais e culturais da discriminação de género

O Prémio Nobel Amartya Sen(2001)[52] escreveu em Frontline que o mundo aflito em que vivemos é caracterizado por uma partilha profundamente desigual do fardo das adversidades entre mulheres e homens. A desigualdade de género existe na maioria das partes do mundo, do Japão a Marrocos, do Uzbequistão aos Estados Unidos da América. No entanto, a desigualdade entre mulheres e homens pode assumir muitas formas diferentes. De facto, a desigualdade de género não é um fenómeno homogéneo, mas um conjunto de problemas díspares e interligados. Alguns modelos económicos tenderam a relacionar a negligência das mulheres com a falta de empoderamento económico das mulheres. Enquanto Ester Boserup (1982)[53] , uma das primeiras economistas feministas, discutiu como o estatuto e a posição das mulheres são reforçados pela independência económica (como o emprego remunerado), outros tentaram ligar a negligência das raparigas aos maiores retornos económicos para a família por parte dos rapazes em comparação com as raparigas. No entanto, Amartya Sen[52] acredita que a primeira linha de raciocínio, que toma mais em conta as considerações sociais que nos levam para além de qualquer cálculo de rendimentos relativos da criação de raparigas em relação aos rapazes, e que é simultaneamente apropriadamente mais ampla e mais promissora, mas independentemente da interpretação que se faça, o emprego remunerado das mulheres, especialmente em ocupações mais gratificantes, desempenha claramente um papel na melhoria do negócio que as mulheres e as raparigas obtêm. E o mesmo acontece com a alfabetização das mulheres, e outros factores que podem ser vistos como um acréscimo ao estatuto, posição e voz das mulheres nas decisões familiares.

O Banco Asiático de Desenvolvimento (2001)[54] declarou que a vida de uma mulher é dominada pelo sistema patriarcal, e que a sociedade se baseia em divisões de classe e de género; a mobilidade de classe permite o movimento entre ricos e pobres, mas a divisão
do espaço social e as diferenças nas normas de comportamento entre homens e mulheres são rigidamente mantidas. A família, a unidade básica do controlo social, estabelece as normas para os papéis e responsabilidades dos homens e das mulheres. Dentro deste sistema, o pai, ou na sua ausência, o parente mais próximo do homem é

o chefe do agregado familiar. Assim, tanto o poder de decisão como o controlo económico estão nas mãos dos homens, prejudicando as mulheres. Este sistema dá um elevado valor aos filhos como potenciais provedores e perpetradores do nome da família. As mulheres, por outro lado, são geralmente encaradas nos seus papéis reprodutivos e recebem um estatuto subsidiário como dependentes económicos, tornando as mulheres vulneráveis à violência, a doenças, ao divórcio e ao direito de propriedade. A declaração do Banco Mundial (2008)[55] acrescentou que as mulheres têm pouco poder de decisão, mesmo dentro das esferas familiares. Apesar do crescente acesso a trabalhos produtivos e processos políticos, a voz das mulheres na família e na comunidade é fraca e muitas vezes inaudita. Não têm qualquer direito de decisão, mesmo para as suas questões de saúde.

F: ESTUDOS SOBRE QUESTÕES DE GÉNERO NA TUBERCULOSE

Segundo a OMS (2005a)[56,] as barreiras de género associadas a diferentes factores socioeconómicos podem resultar em atrasos na procura de cuidados ou no abandono do caminho para os cuidados contra a tuberculose. Por exemplo, o medo de perder um emprego desencoraja frequentemente o trabalhador de procurar cuidados, resultando em atrasos no diagnóstico e tratamento e/ou elevadas taxas de desistência ou de abandono do trabalho. Em muitos países, as mulheres têm de ultrapassar várias barreiras ultrapassáveis antes de poderem aceder aos cuidados de saúde.

Na análise cruzada de quatro países feita por Weiss et a[l(39)] , acima mencionada, os investigadores concluíram que o estigma era substancial em todos os sítios e estava relacionado com receios exagerados de contágio. Na Índia e no Bangladesh, o problema era a revelação do estatuto de tuberculose e as dificuldades que tal revelação teria nas perspectivas de casamento arranjado para as mulheres nestas culturas. Os resultados mostram que o controlo da tuberculose deve estar atento à diversidade das apresentações clínicas locais específicas do género e ao impacto das características depressivas do fardo social e emocional da tuberculose. Os efeitos combinados do cenário e do género contribuíram para o isolamento das mulheres no Bangladesh da preocupação com o risco de propagação, independentemente do tratamento. Atraso no diagnóstico e início do tratamento foram associados ao estatuto de dona de casa, mulher casada ou simplesmente mulher, respectivamente no Malawi, Índia e Bangladesh. Os diferenciais de estigma baseados no género também diferiam qualitativamente por local, reflectindo diferenças urbanas (Índia) e rurais (Bangladesh) em locais do Sul da Ásia, e o impacto da co-morbilidade do VIH/SIDA sobre os significados de género do estigma relacionado com a tuberculose no Malawi. Colectivamente, estes estudos mostram como a investigação em saúde pública pode integrar prioridades e métodos interdisciplinares.

As diferenças de género nas percepções da comunidade sobre a tuberculose parecem ser críticas em questões relacionadas com o casamento. O estigma da tuberculose é mais visível nas mulheres do que nos homens quando se trata de casamento. Num estudo conduzido por Sudha Ganpathy et al(2008)[48] usando Discussões de Grupos Focais em grupos de menores rendimentos na cidade de Chennai, os participantes sentiram que era mais fácil para os homens infectados ou tratados com Tuberculose casarem-se em comparação com as mulheres. Houve também preocupações expressas tanto por homens como por mulheres relativamente à concepção e amamentação por mulheres com tuberculose.

Liefooghe et al (1995)[44] conduziram discussões do Focus Group em Sialkot, Paquistão, onde a taxa de incumprimento do tratamento foi muito elevada. O estudo foi conduzido com três grupos masculinos e três femininos. O estudo mostrou que a tuberculose é vista como uma doença muito perigosa, infecciosa e incurável. Esta percepção tem muitas consequências sociais: estigmatização e isolamento social dos doentes com TB e das suas famílias; diminuição das perspectivas de casamento dos jovens doentes com TB, e mesmo dos seus familiares; a TB num dos parceiros pode levar ao divórcio. Devido ao medo, os doentes negam frequentemente o diagnóstico e rejeitam o tratamento. Enquanto os doentes masculinos e femininos de tuberculose enfrentam muitos problemas sociais e económicos, os doentes femininos são mais afectados. Os divórcios e os compromissos quebrados parecem ocorrer mais frequentemente em pacientes do sexo feminino. As mulheres são geralmente economicamente dependentes dos seus maridos e família na lei, e precisam da sua cooperação para beneficiarem de tratamento. A crença de que a gravidez aumenta o risco de recaída diminui as suas perspectivas de casamento. A gravidez é também uma razão para parar o tratamento da tuberculose, uma vez que ambos são considerados incompatíveis. Os resultados deste estudo revelaram a necessidade urgente de uma campanha de educação sanitária para convencer a população em geral de que a tuberculose é curável. Os investigadores concluíram que todos os prestadores de cuidados de saúde deveriam actuar como desestigmatizadores. Outro estudo realizado em Mumbai por Dinesh MN et al (1995)[57] também revelou que as mulheres casadas estavam preocupadas e ansiosas com a rejeição por parte dos maridos, assédio por parte dos sogros e mulheres solteiras preocupadas com as possibilidades de casamento.

Ganpathy et al[48] também notaram que a percepção em relação ao acesso aos cuidados de saúde com os homens era que estes deveriam receber cuidados rápidos e adequados dos prestadores e da família. Por outro lado, as mulheres não prestam atenção aos seus cuidados de saúde até que os seus sintomas se agravem e deixem de os suportar. Isto está de acordo com os dados qualitativos da Fundação para a Investigação em Saúde Comunitária (FRCH), Pune , Índia, onde Morankar e Weiss (2003)[58] , mostrou que uma razão muito importante, particularmente entre as mulheres, para procurarem ajuda era um agravamento dos seus sintomas. Duggal& Amin (1989)[59] , atribuíram a diminuição da morbilidade geral entre as mulheres à cultura do silêncio - uma tendência para suportar a dor e o sofrimento silenciosamente, restrições de comunicação, internalização de estados de baixa morbilidade, e uma percepção de que o que não pode ser corrigido não precisa de ser relatado.

Um estudo recente de Rajeshwari et al (1999)[60] revelou que, tendo contraído tuberculose, 15% das pacientes do sexo feminino --- rejeição rural e urbana pelas suas famílias, 11% dos filhos de mulheres vítimas de tuberculose que iam à escola interromperam os seus estudos e 8% adicionais aceitaram um emprego para apoiar a família.

Do mesmo modo, um estudo da Etiópia realizado por Demissie et al (2003)[27] expôs que o estigma relacionado com o diagnóstico da tuberculose em África é severo até ao ponto de divórcio e de reduzir as hipóteses de casar se uma rapariga for conhecida por ter tuberculose. Concluíram que as razões socioeconómicas e culturais desempenham papéis importantes na determinação das diferenças globais de género nas taxas de infecção e progressão para a doença; acesso à detecção de casos e tratamento bem sucedido da tuberculose. Por conseguinte, os programas de controlo da tuberculose têm de ser sensíveis às questões de género e tomar as medidas necessárias em todos os seus esforços.

G: Estudos sobre barreiras no tratamento da tuberculose devido ao género

A Yamasaki-Nakagawa(2001)[43] observou que onde desempenham múltiplos papéis na reprodução, produção e cuidados infantis, as mulheres podem ter menos tempo para chegar a um serviço de diagnóstico e tratamento do que os homens. Foi realizado um vasto conjunto de estudos sobre atrasos no diagnóstico e tratamento com definições e categorizações variadas:

i. *Comunicação de problemas de saúde:* Nathanson (1977)[61] relatou que entre as sociedades abastadas, em geral, as mulheres têm níveis mais elevados de quase todos os índices de morbilidade e utilização de serviços de saúde. Jianming Wang et al, num estudo transversal da província YZ da China, relataram que, de um modo geral

população, apenas 16,0% (homens 17,1% vs mulheres 15,0%) sabiam que a tosse prolongada com a duração de 3 semanas ou mais era um sintoma de tuberculose suspeita. Menos mulheres do que homens conheciam a unidade de saúde local designada para o diagnóstico e tratamento da tuberculose, bem como a actual política de serviços gratuitos de tuberculose. Além disso, as mulheres tinham menos probabilidades de aprender informações sobre a tuberculose e de as partilhar com outros por iniciativa própria. Pelo contrário, após o início da tosse prolongada, as mulheres (79,2%) tinham mais probabilidades de procurar cuidados de saúde do que os homens (58,6%)"[62] NCAER (1992) relatou que os dados de morbilidade de rotina não estão disponíveis nos países pobres; grandes inquéritos mostram morbilidade semelhante ou mais relatada e melhor utilização das instalações de cuidados de saúde entre os homens em comparação com as mulheres[63]

ii. *Acesso às instalações de cuidados de saúde: Uplekar 1999 declarou que* as diferenças de género na experiência e expressão de doenças podem desempenhar um papel no acesso aos cuidados de saúde. Nos países pobres as mulheres relatam doenças com menos frequência do que os homens, e têm mais barreiras a ultrapassar antes de acederem aos serviços gerais de saúde, sejam eles públicos ou privados[36] Em vários estudos realizados em todo o Sul da Ásia pelo NCAER 1995 e Sunder 1995, as mulheres demonstraram uma forte preferência por profissionais privados, incluindo paramédicos e curandeiros tradicionais.[63,64] Uplekar e Rangan1993 observaram que uma descoberta surpreendente é a maior utilização do sector privado e o evitar dos serviços de saúde pública pelas mulheres na faixa etária dos 15-24 anos. Vários outros factores, como o longo tempo de espera, a má qualidade dos cuidados, o pessoal inadequado, a falta de prestadores de cuidados de saúde por parte das mulheres e a atitude pouco amistosa dos funcionários de saúde, foram relatados como limitando o acesso às instalações de saúde pública, especialmente para as mulheres[65 Sem recurso aos serviços públicos e sem recursos para os serviços privados, são as mulheres pobres e pobres, em particular, que mais sofrem[36] Um estudo sociológico realizado na Índia nos anos sessenta por Bannerji e Anderson1963 concluiu que as mulheres com provas radiológicas de tuberculose não relatavam os sintomas do peito na mesma medida que os homens[66]

Uplekar eta 1999 mostrou uma descoberta interessante em Hyderabad , Índia, onde um projecto PPM apresenta uma estrutura etária -sexo diferente. É o único estabelecimento de saúde privado que está a operar uma mistura público-privada para cuidados de tuberculose. Os pacientes que frequentam a clínica são encaminhados por médicos privados, homens e mulheres, que praticam nas proximidades. Em contraste com os serviços de saúde pública, as mulheres mais jovens de 15-24 anos foram vistas aqui em proporções mais elevadas. Enquanto a proporção geral M:F era de 1:0.8, a proporção de sexo entre os pacientes encaminhados por médicos privados era de 1:1 e entre os pacientes encaminhados por médicas privadas era de 1:2.[36]

Balasubramaniam e colegas em 2004 encontraram mais homens com TB em comunidades de estudo do que em clínicas de TB. O seu estudo na Thiruvallur rural, adjacente à cidade de Chennai, examinou a prevalência da tuberculose na comunidade e na clínica. A descoberta activa de casos por inquérito porta-a-porta, rastreio de sintomas, MMR e descoberta de saliva mostrou que 7,2% dos homens e 3,3% das mulheres (p<0,001) tinham sintomas respiratórios que duravam mais de 3 semanas. Os pacientes auto - encaminhados para a clínica indicaram uma diferença de 2,2% para os homens e 1,1% para as mulheres, e um rácio de positividade de esfregaço masculino: feminino de 6,5 na amostra comunitária e 4,1 na clínica. Tais estudos indicam que o problema dos "homens desaparecidos" está também generalizado na comunidade.[47]

No estudo realizado por Ahmed et al 2009 em Karnataka rural, observou-se que o acesso aos serviços de saúde era inferior entre os homens do que entre as mulheres. A assistência ambulatória masculina foi particularmente baixa no grupo etário de pico de produção de 15-54 anos, o que representa a maioria dos casos de tuberculose que ocorrem na comunidade, levantando assim preocupações sobre a acessibilidade dos serviços de saúde aos casos de tuberculose masculina. A menor proporção de homens que procuram cuidados de saúde foi consistente com os resultados de outros estudos e pode estar relacionada com o seu papel primário de assalariados e as consequentes restrições de tempo para aceder aos serviços de saúde primários durante o horário de trabalho. [49]

Por outro lado, um estudo do Nepal realizado por Cassel e Heineman em 1982 demonstrou que a descoberta activa de casos de tuberculose colocou mulheres e pessoas mais velhas sob cuidados que, de outra forma, não teriam sido detectados por uma abordagem de detecção passiva. A percentagem de mulheres identificadas com tuberculose com descoberta de casos activos era mais elevada (46%) do que a percentagem de mulheres (28%) diagnosticadas entre os pacientes que procuravam tratamento no Nepal. [42]

Da mesma forma, a investigação de Thorson et al 2004 do Vietname sugere que as taxas de TB entre as mulheres da população em geral podem ser mais elevadas do que entre os homens, apesar das taxas mais elevadas de TB entre os homens nos registos clínicos. [38]

A ajuda de um ou muitos prestadores que não têm capacidade para diagnosticar a tuberculose esbate a distinção entre paciente e prestador de cuidados. Esta chamada compra de tratamento e autotratamento contribui para o atraso na obtenção de tratamento adequado. Como Thorson et al 2000 demonstraram no Vietname, as mulheres são mais propensas a tal auto-medicação e autotratamento [67]) A proeminência do uso prévio de profissionais privados foi associada a menos estigma, mas como a Uplekar & Rangan 1993 apontou no seu Documento de Esboço, isto indicou problemas com a qualidade do tratamento da tuberculose recebido [36]) Gosoniu et al 2008 salientaram que a análise multivariada para sítios cruzados encontrou associação de atraso com sexo feminino no Bangladesh, Índia e Malawi. Os conceitos médicos tradicionais (Bangladesh) e a utilização de curandeiros tradicionais indígenas (Índia) foram associados a um atraso de >=90 dias. Isto sugere que os padrões de procura de ajuda e a natureza do encaminhamento de curandeiros que representam orientações tradicionais que são alternativas à medicina alopática são problemáticos para o diagnóstico. [68]

iii.   *Prestador de cuidados/prestador de serviços:* Long et al 1999 estado

que embora as recomendações da OMS especifiquem claramente que todos os pacientes com tosse que persista durante 3 semanas devem ser testados para tuberculose pulmonar, a prática clínica não adere a esta política na ausência de outros sintomas característicos, especialmente sem tosse produtiva e hemoptise, e especialmente entre as mulheres. [37]

Uplekar et al 1999 relatam que a disparidade de género ao simplesmente aconselhar um exame da saliva a todos aqueles que tinham sintomas sugestivos de tuberculose era surpreendente num projecto de uma ONG em Gujarat. Dois em cada três homens que se apresentavam na clínica com sintomas no peito foram submetidos a um exame de saliva, mas apenas 1 em cada 3 mulheres foi aconselhada de forma semelhante. Em contraste, no projecto PPM em Hyderabad, quase não havia diferença entre as relações sexuais entre os que se apresentavam à clínica de tuberculose. Foi difícil saber quanto da disparidade se devia ao facto de todos os médicos da ONG de Gujarat serem homens e o médico da clínica do projecto PPM ser uma mulher. Algumas das razões pelas quais as mulheres não são sujeitas ao exame da expectoração na mesma medida que os homens podem ser as seguintes: o preconceito de selecção por parte dos prestadores; as mulheres que apresentam mais frequentemente do que os homens tosse improdutiva e, consequentemente, não conseguem produzir expectoração para exame ;a forte associação entre o exame da expectoração e a tuberculose contra o pano de fundo do estigma prevalecente na sociedade; a percepção prevalecente de que a radiografia é o teste mais apropriado para a tuberculose, o que pode levar alguns pacientes a abandonar o programa formal e a procurar um diagnóstico por radiografia ;a não aceitação do diagnóstico pelos pacientes e a compra de diagnósticos alternativos; problemas de acesso ao diagnóstico da tuberculose e acesso a recursos e apoio para chegar a estas instalações. [36]

Os prestadores podem também aplicar critérios de selecção antes de iniciar o tratamento dos pacientes. A investigação de Deli realizada por Jain mostrou que os prestadores negaram a quimioterapia de curta duração a 69% dos doentes que se apresentavam para tratamento, porque estes doentes não se enquadravam nos critérios de selecção desenvolvidos informalmente. Os pacientes a quem foi negado tratamento tendiam a estar entre os mais pobres e os mais marginalizados nas suas comunidades. [69]

Da mesma forma, Long et al (2002) observaram que as mulheres no Vietname com tuberculose pulmonar são diagnosticadas em média 2 semanas mais tarde do que os homens devido a atrasos por parte do prestador de cuidados de saúde. Foi oferecido aos homens um exame de expectoração mais rapidamente do que às mulheres [37]

iii) *Diagnóstico:* As evidências sugerem que as mulheres têm mais dificuldade em produzir saliva de qualidade para exame microscópico. Begum et al (2001) afirmam que não é claro se isto resulta de incapacidade física, ou de embaraço e vergonha em produzir expectoração na presença de um trabalhador da saúde, ou de alguma mistura de factores fisiológicos e sociais[70] A taxa de positividade da expectoração foi mais elevada entre os homens, cerca de 13%, em comparação com as mulheres, cerca de 9% em Bellary Karnataka. [49]

    i. *Aderência ao tratamento:* A aderência ao tratamento é um aspecto que tem recebido muita atenção na investigação da tuberculose. Num estudo de Dinesh MN et al (1995) em Bombaim, verificou-se que os homens abandonam o tratamento devido a pressões para regressar ao trabalho assalariado ou devido à dependência de álcool e drogas, as mulheres abandonam o tratamento devido às pressões do trabalho doméstico e à tensão de manter a sua condição em segredo. [71]

Uma revisão internacional de artigos e meta-análise de Ngamvithayapong (2001) sobre a conformidade confirma que as mulheres têm geralmente mais probabilidades de cumprir o tratamento da tuberculose do que os homens[71] De acordo com um ponto de vista de Fine 1994,isto deve-se ao facto de as barreiras ao diagnóstico da tuberculose afastarem as mulheres que têm mais probabilidades de não cumprir, e aqueles que chegam ao diagnóstico e ao tratamento são os que têm maior probabilidade de ter o apoio e o acesso aos recursos necessários para completar o tratamento[72] Reflecte a tenacidade do subconjunto de mulheres que ultrapassam as barreiras ao acesso ao tratamento e recebem um diagnóstico[i: 36:1] Balasubramaniam et al 2000 observaram, no entanto, um resultado paradoxal de tratamento eficaz, ou seja, à medida que os pacientes começam a sentir-se melhor, aumenta a probabilidade de interromper o tratamento e o incumprimento. Como a observação directa pode ser mais embaraçosa para as mulheres, levantam-se questões sobre o impacto do estigma no resultado do tratamento[73] e os benefícios da designação de observadores femininos para as pacientes do sexo feminino. [58]

Ahmed et al 2009 relataram do distrito de Bellary de Karnataka que a taxa de incumprimento era mais elevada entre os machos em cerca de 23% em comparação com as fêmeas em 9% (P=0,004). [49]

vi)Resultado do tratamento
Ahmed et al 2009 comunicaram o resultado do tratamento em 80% dos casos. O sucesso global do tratamento foi de cerca de 81% (Curado -75%, tratamento completo -6%). Foi significativamente mais elevado entre as fêmeas, cerca de 88%, em comparação com os machos, cerca de 78%. As falhas, incumprimentos, transferências e taxas de casos fatais foram significativamente mais elevadas entre os machos em comparação com as fêmeas. [49]

<u>H: Pobreza, género e Tuberculose</u>

A OMS (2002) afirma que a análise de género fornece um instrumento importante para examinar criticamente as relações de poder na sociedade, e acrescenta uma dimensão importante à análise da pobreza. A pobreza é o maior risco de tuberculose e, por sua vez, exacerba a pobreza, prendendo os pobres num círculo vicioso.95% de todos os pacientes globais vivem nos Países de Baixo Rendimento. [74].

Kamolratanakul et al (1999) observaram que a TB também afecta o desenvolvimento sócio-económico de um país, uma vez que geralmente afecta os grupos etários mais activos economicamente (15-54 anos de idade). Embora os serviços de diagnóstico e os medicamentos sejam gratuitos nos sectores públicos de muitos países, outros custos, tais como viagens e nutrição especial durante o tratamento, são incomportáveis para uma massa de pobres, especialmente aqueles que vivem com menos de um dólar por dia. Geralmente os custos incorridos são mais elevados antes do diagnóstico.[75] Um estudo realizado na Índia por Rajeswari et al (1999)descobriu que os doentes com TB perderam em média 83 dias úteis, com 48 dias antes do tratamento e 35 dias durante o tratamento. Os custos indirectos representaram 65% dos custos familiares da doença de tuberculose. [60]

Long et al 1999 postularam que isto se deve ao facto de os doentes fazerem várias visitas a prestadores de cuidados de saúde ineficientes antes de um diagnóstico adequado.[76] PNUD reportou em

1995 que as mulheres constituem 70% dos pobres globais e a interacção entre pobreza e género pode ser o factor de risco mais importante para travar as doenças transmissíveis especialmente entre as mulheres[77] Como Diwan 1999 referiu, nos Países de Baixo Rendimento (PBR), as mulheres são triplamente atingidas, respectivamente pela estrutura social, pelos homens e pela pobreza, resultando no seu acesso mais pobre aos cuidados de saúde, atrasos no diagnóstico e tratamento, levando a uma propagação desnecessária da doença [29]

I: Tornar o género num indicador de processo:

A eliminação total da tuberculose só pode ser um objectivo distante para os programas de tuberculose nas economias pobres. Um objectivo alcançável poderia ser tentar reforçar o programa e melhorar a sua eficiência o suficiente para ser capaz de identificar e curar a TB entre os mais pobres dos pobres. Uma vez que uma grande proporção dos pobres em qualquer lugar são mulheres, o progresso em direcção a este objectivo pode reflectir-se e ser medido pela redução das disparidades de género na descoberta, tratamento, detenção e cura de pacientes de TB. Os benefícios de curar uma mulher de tuberculose são enormes; não só para si própria, para o seu marido e para os seus outros contactos adultos, mas também se estendem para além de uma geração, protegendo os seus filhos. Da mesma forma, as perdas de deixar uma boa proporção de mulheres fora dos programas de tuberculose, como parece estar a acontecer agora, também seriam enormes para essas mulheres, as suas famílias e comunidades. Um índice de disparidade de género pode, portanto, constituir um indicador útil de processo para avaliar o progresso dos programas de tuberculose na direcção desejada. [36]

É agora amplamente aceite que a igualdade de género é essencial para um desenvolvimento eficaz. Há uma crescente consciencialização e consenso sobre as medidas a tomar para integrar a igualdade de género nos programas de desenvolvimento e apoiar o progresso no sentido da igualdade de género nos países parceiros. [78]

Material e métodos

Características de fundo

Jammu & Kashmir tem uma área total de 222.236 quilómetros quadrados e compreende 14 distritos em três divisões, nomeadamente Jammu, Caxemira e Ladakh. Segundo as estimativas dadas pela Comissão de Planeamento para 1993-94, 30% da população rural e 9% da população urbana estão abaixo do limiar da pobreza. Metade da população estatal está concentrada em quatro distritos, nomeadamente, Jammu, Srinagar, Anantnag e Baramulla. A proporção de sexo da população de acordo com o censo de 2001 é de 900, muito inferior à do país como um todo (933).Jammu & Caxemira é um dos estados mais atrasados do ponto de vista educativo na Índia. De acordo com o censo de 2001, a taxa de alfabetização entre a população com 7 anos ou mais é de 54%.

<u>Duração do estudo</u> : Um ano de Janeiro de 2009 a Janeiro de 2010.

Sítio de estudo:

Seleccionados aleatoriamente quatro dos oito distritos (50% dos distritos).

A Unidade de Tuberculose (TU) dos distritos seleccionados para o estudo foi inquirida e a diferença de sexo foi calculada em cada etapa.

Procedimento de amostragem adoptado:

Dos 8 distritos da divisão de Caxemira, a avaliação preliminar dos dados disponíveis com a Sociedade Estatal de Tuberculose mostrou uma maior prevalência de tuberculose em mulheres em quatro distritos de Caxemira. Estes distritos eram Anantnag, Baramulla, Kupwara e Kargil. De todos os distritos onde se verificou uma predominância feminina de casos, dois distritos foram sorteados aleatoriamente e os dois distritos obtidos aleatoriamente foram Anantnag e Baramulla. Os dois distritos também representavam geograficamente o norte e o sul de Caxemira. Dos restantes quatro distritos (sem preponderância sexual), dois distritos foram seleccionados aleatoriamente, ou seja, Srinagar e Pulwama, que representavam a Caxemira central e o sul de Caxemira, respectivamente. A TU foi a unidade de estudo para o escrutínio de dados. O número de Unidades de Tuberculose em cada distrito, juntamente com a população, é apresentado abaixo:

District	Population projected 2008	Number of TU's
Anantnag	1462723	04
Baramulla	1422742	04
Pulwama	771025	03
Srinagar	1510274	04

A amostra de respondentes (pacientes que frequentam as TU's) para entrevista foi calculada com base na taxa de detecção de casos que foi de 45% no último trimestre de 2008. A fórmula utilizada foi a seguinte:

$$N = \frac{Z^2 P (1-P)}{D^2}$$

Onde n= tamanho da amostra

Z= Z estatística para um nível de confiança

P = prevalência ou proporção esperada

D = precisão

Z estatística (Z): para o nível de confiança de 95%, que é convencional, o valor Z é 1,96.

Proporção esperada (P): Esta é a proporção (prevalência) que os investigadores vão estimar pelo estudo. Como a taxa de detecção de casos no âmbito do RNTCP é de 45% , portanto, P= 0,45

Precisão (d): Uma vez que queremos um intervalo de confiança estreito de 95%, estamos a tomar d como 0,05.

n= $\underline{1.96\text{x } 1.96\ 0.45(1\text{-}0.45)}$

$\quad$ 0.05x0.05

n= 380 pacientes

Adicionando 10% de não conformidade ou perda de pacientes, o nosso tamanho de amostra é de cerca de 418 pacientes.

Neste contexto, é colhida uma amostra de 500 para uma entrevista com o paciente.

De cada distrito retirámos uma amostra proporcional à população. Desta forma, o número de inquiridos de cada distrito era proporcional à população:

District	Number of respondents for interview
Anantnag	140
Baramulla	141
Pulwama	75
Srinagar	144
Total	500

<u>Critérios de inclusão</u>

Todos os registos das unidades de tuberculose (UT), ou seja, os registos de tuberculose foram avaliados para identificar dados específicos do género. Apenas os doentes recém-diagnosticados foram levados para entrevista. Os doentes com mais de 14 anos de idade registados na unidade de tuberculose foram incluídos no estudo.

<u>Critérios de exclusão</u>

Foram excluídos os doentes que estavam a recorrer a serviços de médicos privados por não estarem em conformidade com as directrizes do RNTCP para diagnóstico ou tratamento e os doentes em tratamento não DST.

Metodologia:

Os dados foram recolhidos a partir de duas fontes:

1. Dados da Unidade de Tuberculose

2. Entrevista com o paciente

1. Em cada Unidade de Tuberculose, a análise dos dados foi feita como se estivesse em :

> Os dados das TU dos quatro distritos foram recolhidos desde a sua criação, ou seja, desde 2005 para os distritos Srinagar e Pulwama e desde 2006 para os distritos Baramulla e Anantnag.

> Os dados sob RNTCP estão disponíveis numa forma desagregada por sexo a partir de 2005. Os dados para a presença de OPD e microscopia de esfregaço de escarro não estão disponíveis numa forma desagregada por sexo e foram apresentados como tal. Os dados foram analisados para comparar os rácios masculinos: femininos de :-

> a) Suspeitos de tuberculose com saliva positiva;

> b) Pacientes registados para tratamento;

> c) Resultado do tratamento de pacientes registados para tratamento (ver anexo)

2. Recolha de dados para barreiras específicas de género (Entrevista a doentes):.

Os pacientes registados em todas as UT foram rastreados até à sua residência e entrevistados por barreiras específicas de género:-

Foram incluídos no estudo todos os pacientes que foram registados numa RNTCP em cada UT (como requerido de cada distrito) dos quatro distritos acima mencionados. Isto incluiu todos os novos casos positivos de expectoração, tuberculose negativa, recidiva, incumprimento, casos extra-pulmonares e outros. Os pacientes foram entrevistados uma vez no decurso do estudo. Para contactar os pacientes, foi tomada a ajuda do fornecedor local de DOT e STLS.

1. Foi utilizada uma pró-forma semi-estruturada e pré-concebida para a entrevista

de pacientes, a fim de sondar a diferença de sexo no atraso do paciente ou fornecedor. O questionário também avaliou a epidemiologia cultural da tuberculose, avaliando o estigma relacionado com a tuberculose, a angústia social auto-percebida e a ajuda na procura de comportamento.

2. No questionário administrado ao doente,as perguntas 1-14 referem-se ao perfil sócio-demográfico do caso,as perguntas 15-23 referem-se ao comportamento de procura de tratamento e atraso do doente/prestador,24-26 perguntam sobre o tratamento,as perguntas 27-32 sobre a adesão ao tratamento,e as perguntas 33-45 referem-se ao conhecimento do doente sobre a doença e o estigma percebido ou real relacionado com a tuberculose. (ver anexos)

3. Para calcular o índice de estigma, foram incluídos 15 indicadores de estigma na entrevista, com base na experiência de estudos anteriores.[39] As respostas a estas perguntas foram codificadas para representar uma série de respostas, desde o reconhecimento total até ao não reconhecimento. Atribuímos um valor de 3 para sim, 2 para possivelmente, 1 para incerto e 0 para não, indicando a contribuição relativa ao estigma para essa pergunta.

Gestão e análise de dados

Os dados foram introduzidos e analisados na versão 13.0 do SPSS. Diferentes atrasos foram classificados em três categorias, e a cada uma delas foi dada uma definição operacional:

1. Atraso do paciente - é o tempo decorrido desde o início do primeiro sintoma até à primeira visita a uma
médico qualificado;

2. Diagnóstico/Doutores - é o tempo decorrido desde a primeira visita até uma qualificada
diagnóstico da tuberculose;

3. Atraso no tratamento - é o tempo decorrido desde o diagnóstico da tuberculose até ao primeiro tratamento
iniciação.

Os rácios masculinos femininos foram calculados em cada passo.

Os resultados assim obtidos foram apresentados como percentagens, rácios e proporções e representados sob a forma de tabelas e diagramas de barras. Teste de Chi quadrado, análise de regressão logística múltipla foi realizada para calcular as diferenças entre os sexos e procurar o seu significado.

CAPÍTULO 4

ANÁLISE DA SITUAÇÃO

Table I:-PATIENTS REGISTERED FROM 2005 TO 2009					
	Anantnag	Baramulla	Srinagar	Pulwama	Total
Number of new adult outpatient visits	1689906	1717668	1260774	765717	5434065
Chest symptomatic patients referred for sputum examination	26232 (1.55)	30653 (1.78)	29097 (2.30)	16583 (2.16)	102565 (1.88)
Number of TB suspects whose sputum was examined for diagnosis	34824	24456	38962	21411	119653
Number of Sputum smear positive patients diagnosed	2106	1810	3001	1580	8497
Percentage of smear positives among suspects	(6.04%)	(7.40%)	7.7%	(7.37%)	7.10%
Of the smear-positive patient diagnosed, number put on DOTS within the TU	1875 (89.03)	1522 (84.08)	2478 (82.57)	1529	7404

Os números entre parênteses são percentagens.

O RNTCP a nível nacional depende da utilização de microscopia de esfregaço de escarro para diagnosticar doentes de tuberculose, que é um método com 125 anos de idade. Como é relativamente barato, acessível e fácil de pôr em prática, a maioria dos países utilizam-no para detectar e tratar os casos de tuberculose mais contagiosos por baciloscopia. (OMS 1999)

No estado de J&K, a taxa anual de detecção de casos de tuberculose pulmonar positiva por esfregaço foi de 47% em 2009, o que é 23% inferior ao objectivo global de 70% de taxa de detecção de casos. A tuberculose Pulmonar positiva forma 76% do total de casos pulmonares. O estado atingiu uma taxa de cura de > 90% que está para além do objectivo global de 85%.

O QUADRO 1 mostra a distribuição distrital sensata dos pacientes. Os dados sob RNTCP não estão disponíveis de uma forma desagregada por sexo de atendimento OPD. Um total de 5434065 pacientes frequentaram a OPD em vários distritos, dos quais 102565(1,88%) eram sintomáticos do tórax para exame da expectoração. A percentagem de sintomático torácico referido para exame da expectoração foi mais elevada no distrito Srinagar (2,30%) e mais baixa no distrito Anantnag (1,55%). Dos referidos, um total de 7,10% de doentes foram diagnosticados como tuberculose

Sputum positiva. Esta variava entre os distritos, sendo mais elevada (7,7%) no distrito Srinagar e mais baixa (6,04%) no distrito Anantnag. Dos diagnosticados com tuberculose cuspideira positiva, 7404 (85,2%) pacientes foram colocados em tratamento sob DOTS nestes quatro distritos. Isto variou entre um mínimo de 82,57% em Srinagar e um máximo de 96,77% no distrito Pulwama.

	Female	%	Male	%	Total	F/M	p value
Pulmonary tuberculosis Smear-positive New cases	4207	49.5	4290	50.5	8497 (56.91)	0.98	0.474 (NS)
Pulmonary tuberculosis Smear-positive Relapses	353	48.2	353	51.8	731 (4.89)	0.93	0.377 (NS)
Pulmonary tuberculosis Smear-Negative	924	46.4	1066	53.6	1990 (13.32)	0.86	0.001 (Sig)
Extra-pulmonary tuberculosis	1949	52.5	1949	47.5	3712 (24.86)	1.11	0.000 (Sig)
Totals	7428	49.7	7502	50.3	14930 (100%)	0.99	

Quadro II: Detecção de casos RNTCP de 2005-2009

O Quadro II mostra a detecção de casos RNTCP por sexo desde 2005 até ao final de 2009. Um total de 14930 pacientes foram registados na RNTCP durante este período com 7428 (49,7%) casos femininos e 7502 (50,3%) masculinos. Os novos casos de tuberculose pulmonar com baciloscopia positiva formam 56,91% e a recidiva com baciloscopia positiva 4,89%. Em conjunto, os casos de esfregaço positivo constituem 61,8% do total de casos de tuberculose. Além disso, em 1990, foram diagnosticados casos de tuberculose pulmonar negativa por baciloscopia que constituíram 13,32% da carga total de tuberculose. Foram registados 3712 casos de tuberculose pulmonar extra e formaram 24,86% do total de casos.

De um total de 8497 Sputum smear positivo TB, 49,5% eram mulheres e 50,5% eram homens mostrando um rácio F:M de 0,98.

Entre 731 casos de retratamento, 48,2% eram mulheres e 51,8% eram homens com uma razão F:M de 0,93. Estas diferenças não são significativas.

Entre o esfregaço pulmonar negativo de saliva T B, 46,4% eram mulheres e 53,6% eram homens com F: M ratio de 0,86 (p=0,001) mostrando que os homens têm mais probabilidades de serem diagnosticados como TB negativa ao esfregaço. Entre a tuberculose pulmonar extra, 52,5% eram mulheres enquanto 47,5% eram homens com rácio F:M de 1,11, o que é estatisticamente significativo.

Quadro III:-Distribuição prudente dos casos SPTB por género

District	Total SPTB cases	Female	Male	F:M
Anantnag	1875	956	919	1.04
Baramulla	1522	814	708	1.15
Srinagar	2478	1181	1297	0.91
Pulwama	1529	698	831	0.84
Total	7404	3665	3739	0.98
P value	0.000 (sig)			

O Quadro III mostra a distribuição distrital sensata da tuberculose pulmonar positiva T B. Globalmente, a razão F:M para a tuberculose positiva é de 0,98.

Nos distritos Anantnag e Baramulla são diagnosticadas mais fêmeas do que machos com tuberculose pulmonar positiva da expectoração, com rácios F:M de 1,04 e 1,15 respectivamente. Nos distritos de Srinagar e Pulwama, por outro lado, os rácios favorecem os machos, sendo os rácios F:M de 0,84 e 0,91, respectivamente. As diferenças entre distritos são estatisticamente significativas.

Quadro IV:-Distribuição prudente dos casos de retratamentos por sexo

District	Total retreatment cases	Female	Male	F:M
Anantnag	253	116	137	0.84
Baramulla	294	164	130	1.26
Srinagar	367	160	207	0.77
Pulwama	142	61	81	0.75
Total	1056	509	547	0.93
P value	0.021 (sig)			

As Tabelas IV mostram a distribuição distrital sensata dos casos de Retratamento. A relação global F:M é de 0,93. O Distrito Anantnag mostra a relação F:M de 0,84. O

Distrito Baramulla mostra a relação F:M de 1,26 com mais fêmeas registadas como casos de retratamentos. Os distritos Srinagar e Pulwama têm ambos preponderância masculina de casos de retratamento com rácio F:M a ser de 0,77 e 0,75 respectivamente. As diferenças são estatisticamente significativas.

Tabela V:-Distribuição prudente dos casos SNTB por género

District	Total SNTB cases	Female	Male	F:M
Anantnag	325	171	154	1.11
Baramulla	372	185	187	0.99
Srinagar	632	269	363	0.74
Pulwama	661	290	371	0.78
Total	1990	921	1069	0.86
P value	0.009 (sig)			

O Quadro IV mostra a distribuição distrital sensata por sexo da tuberculose pulmonar negativa de Smear. Apenas o distrito Anantnag mostra mais fêmeas a serem diagnosticadas com tuberculose pulmonar por escarro negativa (F:M 1.11). Por outro lado, os distritos Baramulla, Srinagar e Pulwama mostram mais machos a serem registados como TB pulmonar negativa ao esfregaço. Estas diferenças são estatisticamente significativas.

Tabela VI:-Distribuição distrital sensata dos casos EPTB por sexo

District	Total EPTB cases	Female	Male	F:M
Anantnag	729	410	319	1.28
Baramulla	649	342	307	1.11
Srinagar	1741	900	841	1.07
Pulwama	593	298	295	1.01
Total	3712	1953	1759	1.11
P value	0.158 (sig)			

O Quadro VI mostra a distribuição distrital sensata por sexo da tuberculose pulmonar extra. Esta é a única categoria em que os rácios globais são a favor das fêmeas (F: M 1,11) com cada distrito a mostrar uma clara preponderância feminina. O rácio é mais elevado no Distrito Anantnag (1,28) seguido pelo distrito Baramulla (1,11), distrito Srinagar (1,07) e Pulwama (1,01). Estas diferenças são estatisticamente significativas.

Quadro VIII: RESULTADO DO TRATAMENTO-2005-2008

OUTCOME	FEMALE (n)	%	MALE (n)	%	F:M	Total %	P VALUE
Cured SPTB (new+ retreatment)	2303	85.80	2353	85.58	1.00'	85.38	0.576 (N.S)
Treatment Completed in SPTB (new+ retreatment)	52	1.92	52	1.90	1.00	1.91	0.887 (N.S)
Treatment completed in SNTB	635	86.41	715	86.87	0.99	86.6	0.827(N.S)
Treatment completed in EPTB	1364	89.65	1186	89.59	1.00	89.62	0.887(N.S)
Died	171	3.40	213	3.92	0.86	3.66	0.037 (sig)
Defaulted	327	5.70	233	4.96	1.14	5.33	0.000(sig)
Failure	63	1.13	53	1.09	1.17	1.11	0.323 (N.S)

O Quadro IV revela o resultado do tratamento registado nos quatro distritos de 2005 a 2009. Para o denominador, eliminámos da análise os doentes registados em 2009. Todos os pacientes registados de 2005 a 2008 foram retirados e 2009 foi excluído uma vez que os resultados do tratamento não são totalmente conhecidos neste momento. Um total de 9726 pacientes foram registados neste período de tempo com uma razão F:M de 0,99. Entre a tuberculose pulmonar positiva, 85,38% foram curados e mais 1,91% completaram o tratamento. Um total de 86,31% de pacientes com tuberculose negativa ao escarro completaram o tratamento neste período de tempo. Os pacientes com tuberculose pulmonar extra registados durante este período tiveram uma taxa de conclusão do tratamento de 89,62%. um total de 5,33% de pacientes em situação de incumprimento e 3,66% de pacientes registados morreram. A taxa de insucesso foi de 1,11%.

Os diferenciais de género no resultado do tratamento foram os seguintes:

86% das fêmeas e 85,38% dos machos foram relatados curados entre os doentes que tiveram tuberculose com expectoração positiva. (F:M 1.00)

Da mesma forma, a razão F: M é de 1,01 entre os casos de difamação positiva da saliva que completaram o tratamento. (O exame do esfregaço no final do tratamento não foi feito).

Entre a tuberculose com saliva negativa (86,87%), um pouco mais homens (86,87%) completaram o tratamento em comparação com as fêmeas (86,41%) com F: M rácio de 0,99. Mas esta diferença não foi significativa. Entre a tuberculose pulmonar extra, 91% das fêmeas completaram o tratamento, enquanto 87,6% dos machos completaram o tratamento com o rácio F: M de 1,15.

Houve 171 óbitos entre as mulheres com TB (3,49%) e 213 óbitos entre os homens (4,40%) com um rácio F:M de 0,79. Houve mais doentes do sexo feminino (6,68%) do que homens (4,8%) com um rácio F:M de 1,03,um total de 63 doentes do sexo feminino com falha de tratamento (1,28%) contra 53 doentes do sexo masculino (1,09%) com um rácio F:M de 1,11.

CAPÍTULO 5

Resultados

A idade média dos pacientes registados em várias TU's entre as mulheres era de 39,0 ±18,2 anos e entre os homens de 44,7 ±19,7 anos. Do total de 500 pacientes registados, 63,00% de mulheres apresentavam-se no grupo etário dos 15-45 anos e 22,5% no grupo etário dos 46-65 anos. Por outro lado, 48,2% de homens apresentavam-se aos 1545 anos e 35,5% apresentavam-se no grupo etário dos 46-65 anos. As fêmeas superaram os machos no grupo etário 15-45 anos. Embora o número de pacientes registados para além dos 65 anos fosse menor, aqui também as fêmeas dos machos superaram em número (12,0% e 9,6% respectivamente). Todas estas diferenças foram estatisticamente significativas. (p=0.00).

<u>*DETERMINANTES SÓCIO-DEMOGRÁFICOS*</u>

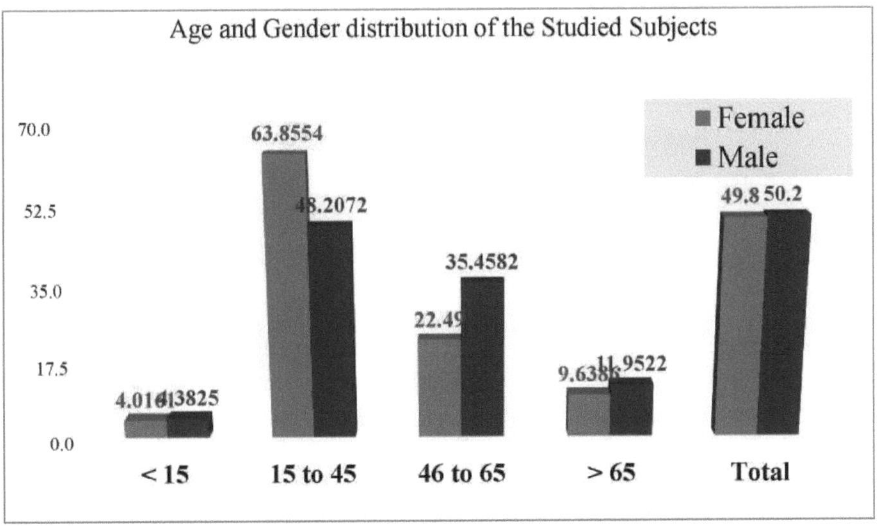

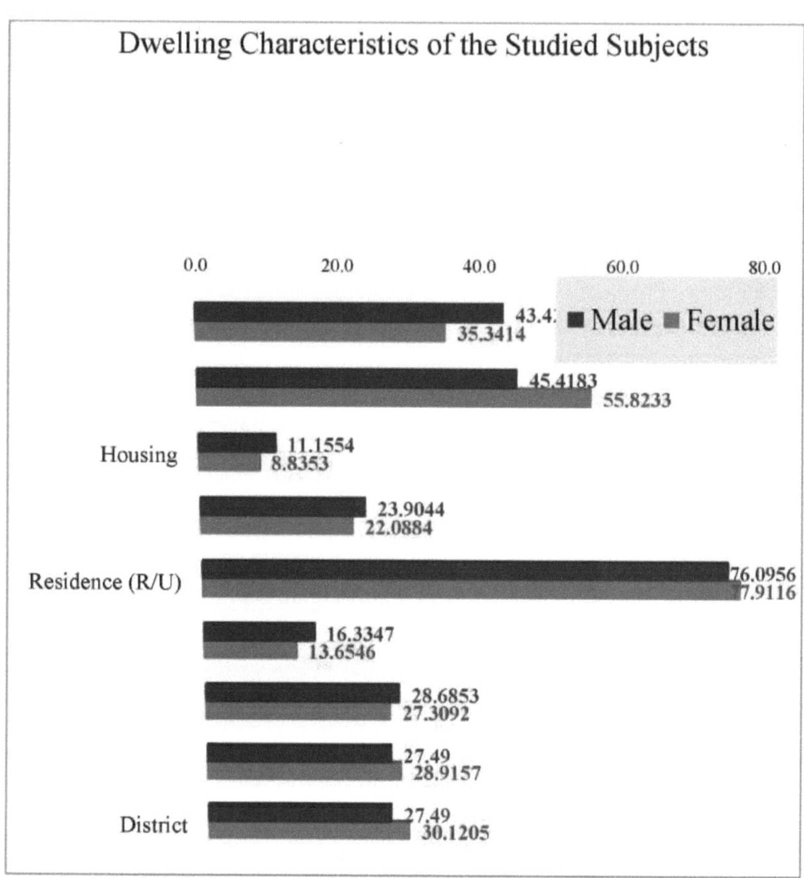

É evidente que 28,8% dos inquiridos pertenciam ao Distrito de Srinagar, 28,2% a Baramulla, 28,0% a Anantnag e 15,0% a Pulwama. A proporção F: M foi de 1,09 em Srinagar, 1,04 em Baramulla, 1,04 em Anantnag e 0,83 em Pulwama. O diagrama revela que 77% da população estudada era rural. A maioria (50,6%) vivia em casas semi-pucca, enquanto apenas 10% dos doentes viviam em casas katcha. 77,9% das fêmeas eram de zonas rurais, assim como 76,1% dos machos. Isto incluía 55,8% de mulheres e 45,4% de homens que viviam em casas de semi-pucca. Estas diferenças não eram significativas.(p=0,207)

Table 1 : Socio-demographic Characteristics of the Studied Subjects					
	Male	Female	Total	M:F	p value

		n	%	n	%	n	%	Ratio	
Education	Illiterate	129	51.4	184	73.9	313	62.6	1:1.44	0.000 (Sig)
	Literate	122	48.6	65	26.1	187	37.4	1:0.54	
Occupation	Working Outside Home	245	97.6	59	23.7	304	60.8	1:0.24	0.000 (Sig)
	Not Working Outside Home	6	2.4	190	76.3	196	39.2	1:31.79	
Income (Rs)	1000 and above	117	46.6	114	45.8	231	46.2	1:0.98	
	500-999	65	25.9	82	32.9	147	29.4	1:1.27	
	300-499	29	11.6	26	10.4	55	11	1:0.9	
	150-299	38	15.1	26	10.4	64	12.8	1:0.69	
	Below 150	2	0.8	1	0.4	3	0.6	1:0.5	0.515
Income	Below Poverty Line	57	22.7	43	17.3	100	20	1:0.75	0.129 (NS)
	Above Poverty Line	194	77.3	206	82.7	400	80	1:1.06	
Marital Status	Married	155	61.8	151	60.6	306	61.2	1:0.98	
	Unmarried	77	30.7	73	29.3	150	30	1:0.95	
	Widowed	19	7.6	25	10	44	8.8	1:1.32	0.658
Family Type	Nuclear	66	26.3	82	32.9	148	29.6	1:1.25	
	Joint	185	73.7	167	67.1	352	70.4	1:0.91	
	Median size	9 (2,25)		8 (2,22)		8 (2,25)			0.104
Housing	Katcha	28	11.2	22	8.8	50	10	1:0.79	
	Semi-Pucca	114	45.4	139	55.8	253	50.6	1:1.23	
	Pucca	109	43.4	88	35.3	197	39.4	1:0.81	0.207
Ever Smoker		159	63.3	23	9.2	182	36.4	1:0.15	0.000(Sig)
Contact History		41	16.3	44	17.7	85	17	1:1.09	0.069(NS)
Family History		36	14.3	47	18.9	83	16.6	1:1.32	0.174

O quadro 1 mostra que, no total, 62,6% dos doentes eram analfabetos. 60,8% da população estudada trabalhavam fora de casa e 80% pertenciam a famílias APL. 61,2% da população era casada e a maioria (70,4%) pertencia a famílias conjuntas.

Entre as mulheres, 74% eram analfabetas em comparação com os homens, onde 51,4% eram analfabetas com uma razão M:F de 1:1,44. Isto foi considerado estatisticamente significativo. (p=0,000).76,3% as fêmeas trabalhavam dentro de casa. Isto incluía não só donas de casa, mas também mulheres empregadas na tecelagem de xales, bordados, fiação de pashmina, e tecelagem de tapetes. Por outro lado, 97,6% dos homens trabalhavam fora de casa. A relação M:F era de 1:0.24 e esta diferença era estatisticamente significativa. (p=0,000) Cerca de 83,00% das mulheres e 73,00% dos homens pertenciam a famílias APL com rácio M: F de 1:1.06.Estas diferenças não eram estatisticamente significativas.(p=0,129)

60,6% das mulheres inquiridas eram casadas, tal como 61,8% eram homens. 67,1% das fêmeas e 73,7% dos machos pertenciam a famílias conjuntas. Estas diferenças não eram significativas. 36,4% dos pacientes entrevistados eram alguma vez fumadores. Contudo, significativamente mais homens (63,3%) eram alguma vez fumadores, contra apenas 9,2% de mulheres com rácio M:F de 1:0,15. Esta diferença foi estatisticamente significativa. (p=0.000)

Proporção semelhante de fêmeas e machos deu história de contacto com um caso de tuberculose (17,7% e 16,3% respectivamente) com rácio M:F de 1:1,09 e d história familiar de tuberculose (18,9% fêmeas e 14,35 machos) mostrando o rácio M:F de 1:1,32.(p=0,069 e 0,174 respectivamente)

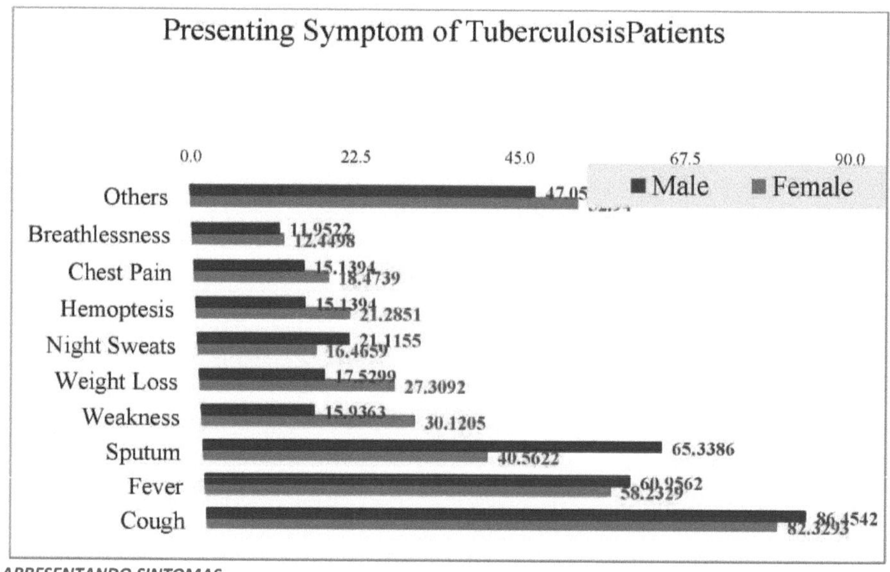

A figura 3 mostra o principal sintoma que apresenta os doentes de tuberculose e o que os leva realmente a procurar ajuda dos prestadores de cuidados de saúde. A tosse e a febre foram os sintomas mais comuns tanto entre os homens como entre as mulheres. Entre as mulheres, 82,2% relataram a tosse como o principal sintoma seguido de febre em 58,2%. A tosse foi o sintoma mais comum entre os homens (86,5%) seguido de febre (61,0 %). A razão M:F foi de 1:0,95 para a tosse e febre; a diferença não foi estatisticamente significativa. Mas a expectoração foi observada mais frequentemente entre os homens (65,00%) do que entre as mulheres (40,6%) com uma razão M:F de 1:0,62. Esta diferença foi considerada estatisticamente significativa (p=0,000).

Por outro lado, as mulheres relataram mais frequentemente sintomas gerais/não específicos como fraqueza (30%) e perda de peso (27,3%). Estes sintomas não específicos foram menos frequentemente percebidos pelos homens, ou seja, 15% dos homens relataram fraqueza como um sintoma e 22,4% relataram perda de peso como um sintoma. O rácio M:F para a fraqueza foi de 1:1,89 e para a perda de peso foi de 1:1,56. Estas diferenças foram estatisticamente significativas (p=0.000 e 0,009 respectivamente). Outros sintomas, na sua maioria extra-pulmonares, como inchaço dos gânglios linfáticos, inchaço abdominal, dores nas costas, distúrbios menstruais, infertilidade, problemas relacionados com ossos e articulações foram relatados por 6,8% dos doentes. Estes foram relacionados por 52,94% de mulheres e 47,05% de homens. A razão M:F para sintomas pulmonares extra foi de 1:1.12 e a diferença foi estatisticamente significativa.(p=0.000)

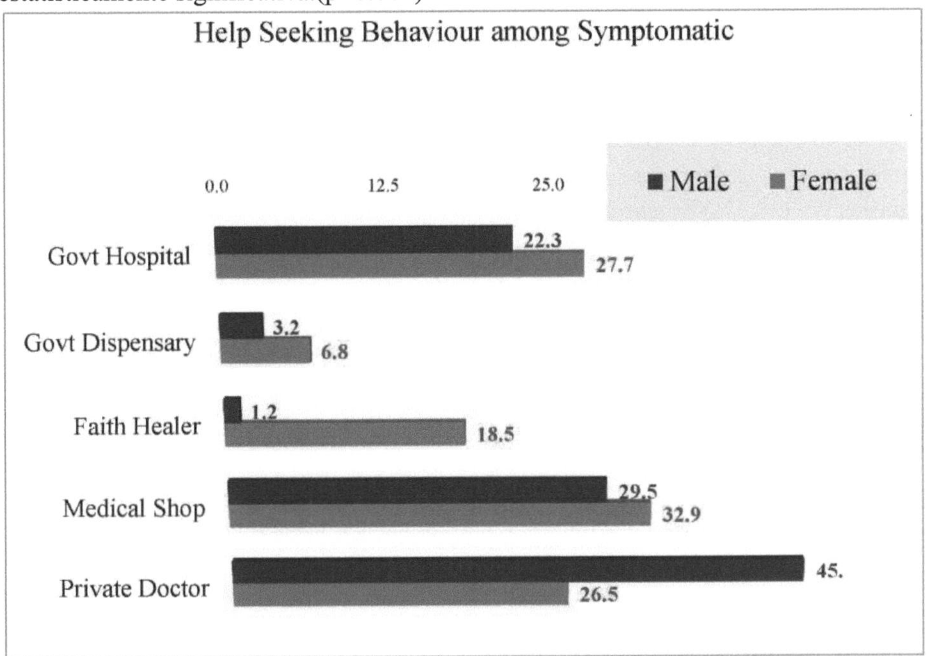

A figura 4 mostra a preferência dos doentes pelos serviços. Do total de 500 pacientes com TB entrevistados, 67% preferiram recorrer aos serviços do sector privado, quer de médicos privados (35,8%) ou de proprietários de lojas médicas não qualificados (31,2%). Apenas 25% preferiram recorrer aos serviços dos hospitais públicos.

O primeiro contacto para as fêmeas foi a loja médica (40%) seguida pelo hospital governamental (28%) e médico privado (26,5%) por essa ordem. Ao contrário do acima referido, 45% dos homens recorreram a serviços de médico privado, seguidos por loja médica (29,5%), e por hospitais do governo (22,3%). A relação M:F para a disponibilidade de serviços de médico privado foi de 1:0,59 e esta diferença foi significativa (p=0,000). Uma proporção significativa de mulheres (18,3%) procurou ajuda de curandeiros (pirs) em comparação com apenas 1,2% de homens. A razão M:F foi de 1:15,42, o que foi altamente significativo(p=0,000)

Table 2-Delay in treatment seeking among patients -----patient delay			
Delay	Male	Female	P value
< 1 week	91 (36.3)	66(26.5)	0.039(sig)
1-2 weeks	108. (43.0)	123(49.4)	
>2 weeks	52 (20.7)	60(24.1)	

Pode-se observar que a procura do tratamento foi adiada por 1-2 semanas entre metade (49,4%) das fêmeas e 26,5% das fêmeas procuraram tratamento no prazo de uma semana após o início dos sintomas. Contudo, entre os homens, uma proporção significativa (36,3%) procurou tratamento no prazo de uma semana após o início dos sintomas e outros 43,0% dos homens no prazo de 1-2 semanas. A procura de tratamento foi adiada para além de 2 semanas em 24,1% de fêmeas contra 20,7% de machos. Estas diferenças foram estatisticamente significativas. (p=0.039).

Table 3-Delay in diagnosis and treatment by gender among patients of tuberculosis						
Delay in	Median	Mean	SD	Lowest	Highest	p value
• Diagnosis (doctor's delay) Male	61	68.8	±46.1	4	383	0.000
Female	80	86.7	±52.3	7	353	
• Treatment Delay Male	1	2.3	±3.1	0	10	0.064
Female	1	2.9	±3.1	0	10	
• Total delay from OPD attendance to treatment Males	74	71.2	±46.7	4	393	
Females	83	89.5	± 51.8	8	357	0.000

O quadro 3 mostra atrasos médios para os pacientes desde o ponto de início dos sintomas até ao início do tratamento. O atraso foi maior para o diagnóstico, isto é, desde o ponto de contacto com o sector da saúde (seja privado ou governamental) até ao diagnóstico final da tuberculose. O atraso médio foi de 86,7 ±52,3 dias para as fêmeas (mediana de 80 dias). Variava de 7 dias a 353 dias no caso das fêmeas. O atraso médio no diagnóstico para os machos foi de 68,8±46,1 dias para os machos (mediana de 61 dias). O atraso no diagnóstico variou de 4 dias a 383 dias para os homens. Esta diferença foi estatisticamente significativa (p=0,000).

O atraso médio no início do tratamento foi menor (1 dia) tanto no caso dos machos como das fêmeas, variando de um mesmo dia (0) a 10 dias. (p=0.064)

TABLE 4-Treatment adherence in studied subjects by gender					
Treatment adherence	Male(%)	Females (%)	Total (%)	M:F	P value
Patients who missed a dose	93 (37.1)	87 (34.9)	180 (36.0)	1:0.94	0.063
Reason for missing dose					
• Loss of working day	40 (43.0)	5 (5.7)	45 (25.0)	:0.13	
• Side effect of drug	30 (32.3)	39 (44.8)	69 (38.3)	1:1.39	
• Distance from home	16 (17.2)	24(27.6)	40 (22.2)	1:1.60	
• People not available at DOT centre	6 (6.5)	16 (18.4)	22(12.2)	1:2.83	
• Social stigma	0(0.00)	1(1.1)	1(0.6)	*	P=0.000
• Any other	1(1.1)	2(2.3)	3(1.7)	1:2.09	

O atraso total desde o início do OPD até ao início do tratamento foi uma mediana de 83 dias para as fêmeas e 71,2 dias para os machos, o que foi estatisticamente significativo (p=0,000).

A adesão ao tratamento por sexo entre o total de pacientes registados mostra que, no total, 36% falhou uma dose de TTA. As razões mais frequentemente citadas pelos pacientes foram efeito secundário do medicamento (38,3%), perda do dia de trabalho (25,0%), distância de casa (22,2%) e pessoas não disponíveis no centro DOT (12,2%) 34,9% mulheres falharam uma dose em comparação com 37,1% homens com um rácio M:F de 1:0,94. Esta diferença não foi significativa(p=0,063). Pacientes do sexo feminino citaram o efeito secundário da droga (perturbação gastrointestinal 44,8%) como a razão mais importante para a falta de uma dose seguida de distância de casa demasiado longa (27,6%) e pessoas não disponíveis no centro DOT (18,4%).A razão mais frequentemente citada por pacientes do sexo masculino para a falta de uma dose foi a perda de dia de trabalho (43,0%) seguida do efeito secundário da droga (32,3%) e pessoas não disponíveis no centro DOT (22,0%). A razão M:F para o efeito secundário dos medicamentos foi de 1:1,39, para a perda de dia de trabalho foi de 1:0,13 ,para a distância de casa foi de 1:1,60 e para pessoas não disponíveis no centro DOT foi de 1:2,83.Estas diferenças foram estatisticamente significativas. (p=0.000).

Table 5: Common Difficulties Encountered in Treatment Seeking							
	Female		Male		Total		M:F Ratio	p value
Difficulty	N	%	n	%	n	%		
Total	185	73.70	184	73.89	369	73.8	1:0.99	
Giving sputum	14	5.6	71	28.5	85	17.0	1:5.09	0.000
Inconvenient to go to centre	21	8.4	18	7.2	39	7.8	1:0.86	0.635
Clinic hours inconvenient	73	29.1	23	9.2	96	19.2	1:0.32	0.000
Long waiting time	38	15.1	19	7.6	57	11.4	1:0.50	0.008
Adjustment needed at home	1	0.4	39	15.7	40	8.0	1:39.25	0.000
Cost of transport	49	26.5	63	34.3	112	30.4	1:1.28	0.059
Any other	25	10.0	22	8.8	47	9.4	1:0.88	0.667

O Quadro 5 lista as dificuldades comuns enfrentadas pelos doentes com tuberculose no acesso às instalações de tratamento ou diagnóstico. 26,5% de mulheres e 26,4% de homens não encontraram dificuldades no acesso aos serviços. A maior dificuldade foi o custo do transporte, que foi um problema enfrentado por 30,4% dos doentes. Um total de 19,2% de pacientes acharam as horas de clínica inconvenientes, seguidos por 17,0% que tiveram dificuldade em trazer a expectoração para os testes. A isto seguiu-se o problema do longo tempo de espera nas clínicas por 11,4% dos inquiridos.

Foram observadas diferenças significativas nas dificuldades enfrentadas por homens e mulheres no acesso aos serviços. Entre as fêmeas a maior dificuldade foi o custo de transporte (34,3%), seguido de dar expectoração para testes (28,5%) e ajustamento necessário em casa (15,7%) por essa ordem. Para os machos, as dificuldades comuns foram as horas de clínica inconvenientes (29,1%), o custo do transporte (26,5%) e o longo tempo de espera nos hospitais (15,1%). A relação M:F para o custo de transporte foi de 1: 0,77(p=0,059),para as horas de clínica inconvenientes foi de 1: 0,32(p=0,000) e para dar expectoração foi de 1: 5,09(p=0,000).

Table 6: Knowledge Imparted To patients about Tuberculosis and its Treatment								
	Males		Females		Total			
Knowledge Characteristics	N	%	N	%	n	%	M:F Ratio	p value
Treatment Schedule	70	27.9	29	11.6	99	19.8	1:0.42	0.000
No. of Drugs	66	26.3	28	11.2	94	18.8	1:0.43	0.000
Duration of Treatment	149	59.4	83	33.3	232	46.4	1:0.56	0.000
Repeat Sputum	196	78.1	181	72.7	377	75.4	1:0.93	0.162

O Quadro 6 revela os conhecimentos transmitidos pelos profissionais de saúde aos doentes com tuberculose. Dos 500 inquiridos, 19,8% revelaram que foram informados sobre o horário do tratamento, 18,8% foram informados sobre o número de medicamentos que tinham de consumir, 46,4% foram aconselhados sobre a duração do tratamento e 75,4% sabiam quando deviam vir para um exame de expectoração repetida.Ao ver os diferenciais de sexo dos conhecimentos transmitidos aos doentes, a tabela revela que apenas 11,6% das mulheres foram informadas sobre o horário do tratamento, em comparação com 27,9% dos homens. A relação M:F era de 1:19,8.Da mesma forma, apenas 11,2% de mulheres tinham conhecimento sobre o número de medicamentos que deveriam ingerir contra 26,3% de homens com a relação M:F de 1: 0,43. 33,3% de mulheres e 59,4% de homens tinham conhecimento sobre a duração do tratamento com rácio M:F de 1:0,56. Estas diferenças eram estatisticamente significativas. (p=0,000). Um número semelhante de fêmeas (72,7%) e machos (78,1%) foram informados sobre quando se deveria proceder a um exame de expectoração repetido com rácio M:F de 1: 0,93. Esta diferença não foi significativa (p=0,162).

Table 7: Perceived Cause of TB among patients by gender								
		Male		Female		Total		M:F
Cause		N	%	N	%	n	%	Ratio
No knowledge		83	33.1	149	59.8	232	46.4	1:1.79	p value
Correct Knowledge		71	42.3	21	21.0	92	34.3	1: 0.49	
Incorrect Knowledge	• Smoking	29	17.3	4	4.0	33	12.3	1:0.23	
	• Tension	35	20.8	24	24.0	59	22.0	1:1.15	0.000 (Sig)
	• Foods	4	2.4	3	3.0	7	2.6	1:1.30	

• Weakness	10	6.0	11	11.0	21	7.8	1:1.83	
• Past sins	9	5.4	21	21.0	30	11.2	1:3.88	
• Contact with TB patient	10	6.0	16	16.0	26	9.7	1:2.6	

O Quadro 7 retrata os conhecimentos sobre tuberculose entre os entrevistados. Dos 500 pacientes entrevistados, 46,4% não tinham qualquer conhecimento sobre a causa da tuberculose.

O conhecimento correcto da propagação (germes/cuspir/infecção) estava presente entre 34,3% dos doentes. 22% dos pacientes atribuíram a sua doença à tensão, 12,3% ao fumo, 11,2% aos pecados do passado e 9,7% ao contacto com um paciente que sofria de tuberculose.

Uma esmagadora maioria de pacientes do sexo feminino (59,8%) não tinha qualquer conhecimento sobre a causa da tuberculose. (Incluindo 10% de mulheres que não sabiam que tinham tuberculose). Isto contrasta com os homens, nos quais 33,1% disseram que sabiam como a tuberculose se propaga. O rácio M: F foi de 1:0,43 e esta diferença foi estatisticamente significativa(p=0,000). 21,0% mulheres e 42,3% homens inquiridos sabiam correctamente que a TB se propaga através da tosse/cuspir /germs com rácio M:F de 1:0,49. 24,0% mulheres e 20,8% homens pensavam que era causada por tensão / stress / conflitos domésticos e o rácio M:F era1: 1,15. Mais 4,0% de fêmeas e 17,3% de machos atribuíram a sua doença ao tabagismo e o rácio M:F foi de 1: 0,23. Significativamente mais mulheres (21,0%) do que homens (5,4%) supunham que a TB era resultado dos seus pecados passados (rácio M: F 1:2,33).16,0% mulheres e 6,0% homens pensavam que a TB era resultado do contacto com um doente que sofria da doença (M: F 1: 1,60). Outros 11,0% de mulheres e 6,0% de homens pensavam que a TB era um resultado de fraqueza (M: F 1:1.10). 3,0% mulheres e 2,4% homens atribuíram a sua doença a algo que tinham comido (M: F 1:0.75). Estas diferenças entre os sexos eram estatisticamente significativas. (p=0.000)

APOIO

Table 8 : Family Support among TB patients by gender							
	Male		Female		Total			p value
	n	%	n	%	N	%	M:F Ratio	value
Adequate Family Support	222	88.4	210	84.3	432	86.4	1:0.95	0.181
Parental Support	135	53.8	124	49.8	259	51.8	1:0.93	0.373
In law support	44	25.3	4	2.3	48	13.7	1:0.09	0.000

O apoio familiar entre os doentes por sexo revelou que 86,4% reconheceram ter um apoio familiar adequado, 51,8% disseram que era a família parental que lhes dava apoio durante a sua doença e apenas 13,7% revelaram que tinham um apoio adequado por parte das leis.

Embora mais machos (88,4%) do que fêmeas (84,3%) declararam ter um apoio familiar adequado, esta diferença não foi estatisticamente significativa. (F: M 0,95; p=0,81). Número semelhante de mulheres e homens (49,8% e 53,8%) reportaram apoio familiar adequado dos pais. A percentagem esperada de pacientes do sexo feminino (2,3%) referiu apoio adequado na lei, enquanto que 25,3% dos homens tinham recebido apoio adequado na lei. Esta diferença foi estatisticamente significativa (F: M 0,09; p=0,000). Surpreendentemente, a maioria das fêmeas (60%) não tinha revelado o diagnóstico a que nas leis preferiam escondê-lo.

IMPACTO

Table 9 : Impact of tuberculosis on marital relations of TB Patients							
	Male		Female		Total			
Apprehension of	N	%	N	%	n	%	M:F Ratio	p value
desertion	6	3.9	45	29.8	51	16.7	1:7.64	
Total Married	155	61.8	151	60.6	306	61.2	1:0.98	0.000

O quadro 9- revela o impacto da tuberculose nas relações conjugais de pacientes casados (n=306). Um total de 16,7% de pacientes teve a apreensão de que o cônjuge os pudesse abandonar devido à doença.

29,8% das pacientes do sexo feminino casadas tinham a apreensão de que o marido a pudesse abandonar e de que ela seria enviada para a sua casa parental por ter sido diagnosticada tuberculose.

Por outro lado, apenas 3,9% dos homens tinham a apreensão de que a esposa o pudesse abandonar. A razão M: F era de 1:7.64. Esta diferença era altamente significativa. (p=0.000).

Table 10 : Apprehensions among Unmarried TB Patients

		Male		Female		Total		M:F Ratio	p value
		N	%	N	%	n	%		
	Total Unmarried	77	30.7	73	29.3	150	30.0	1:0.95	
	Will not reveal diagnosis to future spouse	54	70.1	70	95.9	124	82.7	1:1.37	
	• Won't get match	29	53.7	55	78.6	84	67.7	1:1.46	
	• No need to tell	11	20.4	6	8.6	17	13.7	1:0.42	
Reason	• Parental Pressure to conceal diagnosis	14	25.9	9	12.9	23	18.5	1:0.50	0.005

A tabela 10- revela apreensões entre os doentes não casados com tuberculose. No total, 82,7% dos doentes disseram que não revelariam o seu estado de doença a um futuro cônjuge, apesar de estarem curados.

95,9% de mulheres e 70,1% de homens relataram que iriam esconder a história da tuberculose de um futuro marido. Esta diferença era estatisticamente significativa.

O rácio M: F foi de 1:1.37 (p=0.000). A razão subjacente dada para tal comportamento é a apreensão de que não serão capazes de obter uma correspondência conforme revelado por 78,6% de fêmeas. 53,7% os machos também tinham a apreensão de que o facto de serem rotulados como doentes com tuberculose dificultaria as suas hipóteses de obter uma correspondência adequada (M: Razão F 1: 1,46). 8,6% as fêmeas e 20,4% os machos pensaram que não havia necessidade de dizer a um futuro cônjuge sobre o diagnóstico, uma vez que se tratava de uma doença como qualquer outra e o rácio M:F era 1: 0,42,12,9% as fêmeas e 25,9% os machos disseram que havia uma pressão parental para esconder o diagnóstico e o rácio M:F era 1: 0,50. Estas diferenças entre homens e mulheres eram estatisticamente significativas (p=0,000).

Table 11 : Financial Impact of TB on Patients and their families								
	Male		Female		Total		M:F Ratio	p value
	N	%	n	%	N	%		
Spent money on Diagnosis/Treatment	160	63.7	164	65.9	324	64.8	1:1.03	0.620
Loss of Job	167	66.5	84	33.7	251	50.2	1:0.51	0.000
Loss of income to Family	201	80.1	186	74.7	387	77.4	1:0.93	0.151
Days of work lost due to Illness(mean ± SD)	75.1 ±24.5 (0, 150)		77.8 ±24.9 (0,150)		76.4 ± 24.7 (0, 150)			0.132

O quadro 11- descreve o impacto financeiro da tuberculose nos doentes e nas suas famílias. Embora o diagnóstico e tratamento da Tuberculose seja gratuito ao abrigo do RNTCP, 64,8% dos pacientes declararam ter gasto fora do bolso com o diagnóstico/tratamento. Outros 50,2% de pacientes enfrentaram perda de emprego devido à sua doença.77,4% de pacientes revelaram que as suas famílias tinham enfrentado perda de rendimentos. O número médio de dias de trabalho perdidos foi de 76,4 dias. (±24,7)Ao examinar as diferenças de género, a tabela revela que 65,9% das mulheres e 63,7% dos homens declararam ter gasto dinheiro em diagnóstico e tratamento com rácio M:F de 1:1,03.Esta diferença não foi significativa. (p=0.620). Apenas 33,7% das mulheres enfrentaram perda de emprego, enquanto 66,5% dos homens enfrentaram perda de emprego com rácio M:F de 1:0,51. Esta diferença foi altamente significativa. (p=0.000). 74,7% de mulheres e 80,3% de homens relataram perda de rendimento para a família devido à doença com rácio M:F de 1:0.93. Esta diferença não foi significativa.(p=0,151) A média de dias de trabalho perdidos devido à doença foi de 77,8 ± 24,9 entre as mulheres e 75,1± 24,5 entre os homens. Esta diferença não foi estatisticamente significativa. (p=0.132)

Table 12 : Psychological Impact of Tuberculosis on patients by gender									
		Male		Female		Total		M:F Ratio	p value
		n	%	n	%	n	%		
Sad /Anxious because of disease	Yes	120	47.8	208	83.5	328	65.6	1:1.75	0.000
Worried about course of Disease	Yes	70	27.9	167	67.1	237	47.4	1:2.41	0.000

Quadro 12- revela o impacto psicológico da tuberculose nos doentes que frequentam as UT. 65,6% dos doentes relataram sentir-se tristes/ansiosos devido à doença e 47,4% estavam preocupados com a curabilidade da doença. O impacto psicológico da doença da tuberculose entre os pacientes do sexo feminino foi maior, uma vez que 83,5% das mulheres relataram sentir-se tristes ou ansiosas devido à doença, em comparação com 47,8% dos homens com uma relação M:F de 1:1,75 (p=0,000). Mais uma vez 67,1% de mulheres em comparação com apenas 27,9% de homens estavam preocupados com o curso/curabilidade da sua doença e pensavam que eram doentes com tuberculose para toda a vida. O rácio F:M de 2,41 favoreceu significativamente as fêmeas (p=0,000).

Table 13 -Stigma in the Studied Subjects							
	Male		Female		Total		M:F
	n	%	n	%	N	%	Ratio	p value
Desire to hide diagnosis	183	72.9	218	87.6	401	80.2	1:1.20	0.000
Others would think less of you	160	63.7	189	75.9	349	69.8	1:1.19	0.003
Think less of Self	165	65.7	166	66.7	331	66.2	1:1.02	0.826
Embarrassed/Shame	105	41.8	163	65.5	268	53.6	1:1.57	0.000
Problem getting married despite cure	28	36.4	50	68.5	78	52.0	1:1.88	0.000
Others have avoided you	116	46.2	143	57.4	259	51.8	1:1.24	0.012
Others think less of patient's family	105	41.8	112	45.0	217	43.4	1:1.08	0.478
Decided to stay away from groups/gatherings because of cough	84	33.5	114	45.8	198	39.6	1:1.37	0.005
Problems for children	94	37.5	92	36.9	186	37.2	1:0.98	0.908
Problem for relative to marry	46	18.3	135	54.2	181	36.2	1:2.96	0.000
Inabilities to do daily work	59	23.5	61	24.5	120	24.0	1:1.04	0.795
Others refuse to visit	56	22.3	64	25.7	120	24.0	1:1.15	0.375
Did not expect support from spouse	28	11.2	71	28.5	99	19.8	1:2.54	0.000
Asked to stay away from work because of cough	65	25.9	13	5.2	78	15.6	1:0.20	0.000
Asked to have separate space for food and sleep	0	0.0	66	26.5	66	13.2	*	0.000
Adverse effects on others family	37	14.7	27	10.8	64	12.8	1:0.73	0.193
Stigma index	1.14		1.24				1:1.09	0.000

O estudo dos indicadores de estigma mostra que 80,2% dos pacientes tinham o desejo de esconder o diagnóstico e 69,8% pensavam que outros na comunidade pensavam menos deles.66,2% dos pacientes sofreram uma perda de auto-estima e 53,6% tinham vergonha ou vergonha de serem chamados pacientes com tuberculose. 52,0% doentes solteiros acreditavam que seria difícil para eles casarem apesar de uma cura.51,0% doentes sentiam que outros na comunidade os tinham evitado e mais 43,4% sentiam que outros pensavam menos da família do doente. 39,6% dos pacientes tinham decidido ficar longe dos encontros e 37,2% sentiram que ter TB poderia criar problemas para os seus filhos, tais como deixá-los como órfãos ou teriam de deixar a escola para cuidar dos pais ou para reduzir os custos de educação. 36,2% dos doentes sentiram que a TB poderia causar problemas para um parente (descendentes/sexuais) se casar.24,0% os doentes expressaram incapacidade de fazer as tarefas diárias e outros 24% observaram que as pessoas na sua comunidade os tinham ostracizado e não os visitavam.19,8% não esperavam qualquer apoio do cônjuge e 15,6% tinham sido convidados a ficar longe do trabalho por causa da tosse.13,2% dos inquiridos tinham sido convidados a ter utensílios e espaço para dormir separados e 12,8% acreditavam que ter TB teria um efeito adverso sobre outros membros da sua família. Ao examinar os diferenciais de género do estigma, descobrimos que o índice global do estigma era de 1,24 entre as mulheres e 1,14 entre os homens. Para os homens, o estigma estava relacionado com o trabalho e o isolamento social, enquanto que para as mulheres estava relacionado com o casamento. 87,65 entre as mulheres e 72,9% entre os homens revelaram um desejo de esconder o diagnóstico. (F: M 1,20; p=0,00). 66,55 mulheres e 65,7% homens revelaram sentir uma perda de auto-estima (F:M 1,02:P=0,826). 65,5% as fêmeas e 41,8% os machos sentiram vergonha ou vergonha devido à sua doença (tosse alta e expectoração)(F:M 1,57;p=0,000). Devido a esta doença, 75,9% das mulheres e 63,7% dos homens sentiram que outros pensavam menos deles (F:M 1.19: p=0.000). Tanto os homens como as mulheres (57,4% e 46,2% respectivamente) sentiram que outros os tinham evitado. (F:M 1,24;p=0,012).Do mesmo modo, 25,7% de mulheres e 22,3% de homens relataram que outros no seu círculo social tinham evitado visitá-los (F:M 1,15;p=0,375) 45,0% de mulheres e 41,8% de homens relataram que outros pensavam menos da sua família.(F:M 1,08;p=0,478) 36,9% de mulheres e 37,5% de homens supuseram que a sua doença poderia causar problemas aos seus filhos (F:M 0,98;p=0.908).68.5% as mulheres e 36.4% os homens pensaram que poderiam ter problemas em casar apesar de uma cura (F:M 1.88;p=0.000) 28.5% as mulheres casadas e 11.2% os homens não esperavam qualquer apoio dos seus cônjuges (F:M 2.54;p=0.000).Embora 26.5% as mulheres foram convidadas a ter espaço de dormir e utensílios separados, mas este não era um problema enfrentado por nenhum dos homens (F:M 0.000). 24,5% de fêmeas e 24,0% de machos relataram incapacidade de fazer as tarefas diárias (F: M 1,04;p=0,795). Embora 39,6% dos machos estivessem apreensivos de que a tuberculose iria dificultar as hipóteses de um casamento familiar (irmão, fora da Primavera), esta era uma preocupação maior para as mulheres (54,2%)(F:M 2,96;p=0,000). 45,8% as mulheres e 33,5% os homens decidiram ficar longe de encontros e grupos sociais por causa da sua doença. (F: M 1,37; p=0,005). Por outro lado, 5,2% das fêmeas e 25,9% dos machos tinham sido convidados a permanecer afastados do trabalho. (F: M 0,20; p=0,000). Portanto, embora tanto os homens como as mulheres tenham sofrido um estigma para as mulheres, o estigma estava relacionado com o casamento, enquanto que para os homens estava mais relacionado com o local de trabalho e fora de casa. O índice total do estigma para as mulheres era de 1,24 e para os homens era de 1,14, com F: M ratio de 1,09. Esta diferença era estatisticamente significativa. (p=0.00).

CAPÍTULO 6

Discussão

Análise da situação:

A epidemiologia da tuberculose não é definitiva; se as mulheres e os homens têm uma incidência ou prevalência semelhante difere de contexto para contexto.

No nosso estudo dos dados RNTCP, baseado na detecção passiva de casos, descobrimos que as fêmeas formam 49,7% de todos os casos registados de tuberculose (TB) nos quatro distritos estudados. F: A razão M para todos os casos é de 0,99 (1:1,01). As fêmeas formam 49,5% dos novos SPTB (F: M 0,98 ou 1:1,02). O rácio é de 0,86 (1:1,16) para a tuberculose negativa de esfregaço e 1,11 (1:0,90) para a tuberculose extra-pulmonar. A proporção de sexo variou entre distritos, sendo 1,04 em Anantnag, 1,15 em Baramulla, 0,91 em Srinagar e 0,84 em Pulwama. Hudelson (1996) comenta que parece razoável esperar que nos países em desenvolvimento a proporção de sexo seja igual. As taxas de detecção de casos de tuberculose variam de país para país e mesmo dentro dos países. Sichone(1993)[79] relata que o rácio masculino: feminino para a detecção de casos varia de 0,7:1 a 1,7:1 nas diferentes províncias da Zâmbia. As nossas conclusões são contraditórias com os números globais citados por relatórios da OMS (de 1997-2000) que revelam que o rácio sexo (masculino: feminino) é de 0,33 na SEAR e mais consistente com os rácios observados na Região Mediterrânica Oriental, onde o rácio sexo é mais baixo entre todas as regiões. Os nossos resultados são mais consistentes com os resultados da África Subsaariana, onde o rácio de sexo é 1. Os nossos resultados são também contraditórios com Kaulagekar e Radhkar(2007)[80] que estudaram dados do NFHS -2 e relataram que a percentagem de infecção por TB em mulheres é de cerca de 40%.Kumaresan(1996)[81] também estimou um rácio de 2:1 entre homens e mulheres no número de casos de TB notificados às autoridades de saúde pública. J Ahmed et al (2009) também descobriram que, entre os doentes com sintomas pulmonares examinados por microscopia de esfregaço de escarro, o rácio macho/fêmea de novos casos positivos de escarro detectados foi de 2,5:1, tendo o nosso estudo encontrado um rácio F:M de 1:1.02. Os resultados do nosso estudo são consistentes com os dados recolhidos pela detecção activa de casos no Vietname por Thorson (2004), que revelou que as taxas de TB entre as mulheres na população geral podem ser mais elevadas do que entre os homens, apesar das taxas mais elevadas de TB entre os homens nos registos clínicos.

Uplekár et al (1999) relataram, a partir de um projecto misto público/privado em Hyderabad Índia, que a estrutura sexual era diferente. Enquanto a proporção geral M: F foi de 1:0.8, a proporção de sexo entre os pacientes referidos por profissionais privados foi de 1:1 e entre os pacientes referidos por profissionais privados foi de 1:2. As nossas conclusões são consistentes com os relatórios do Escritório Nacional da OMS no Afeganistão[82] onde 63,9% de casos de TB são encontrados entre as mulheres e 36,1% entre os homens. Ottomani e Uplekar relataram que a taxa de incidência notificada para a tuberculose - tuberculose positiva no Irão é mais elevada para as mulheres do que para os homens, com uma relação M:F de 0,8- 0,9.Acrescentam ainda que nas províncias de Punjab e Sindh no Paquistão, as mulheres representam menos de metade de todos os casos notificados de tuberculose. Mas nas províncias da Fronteira Noroeste e Baluchistão, a proporção de mulheres é de cerca de 60% dos casos notificados de tuberculose positiva.

Não conseguimos fazer uma análise de género do atendimento de OPD e dos pacientes que são aconselhados pelo médico a fazer uma microscopia de esfregaço, uma vez que os dados desagregados por sexo não estavam disponíveis. A taxa inicial de incumprimento foi de quase 13%, mas não conseguimos determinar se mais mulheres ou homens estavam em situação de incumprimento.

RESULTADO DO TRATAMENTO:-

Estavam disponíveis dados sobre o resultado do tratamento para 9726 doentes. Encontrámos uma elevada taxa de sucesso do tratamento da tuberculose com expectoração positiva (85,38% curados e 1,91 tratamentos concluídos). Uma percentagem igual de mulheres e homens foram curados (>85%) e a diferença não foi significativa. Morreram mais homens que mulheres devido à tuberculose (F:M 0,86), mas houve mais mulheres em situação de incumprimento (F:M 1,14). As taxas de insucesso foram semelhantes entre os dois sexos (F: M 1,17).

Por outro lado, Ahmed et al (2009) encontraram uma taxa de conclusão de tratamento mais elevada entre as fêmeas (88%) em comparação com os machos (78%). Constataram que a taxa de fatalidade de casos era mais elevada entre os homens, o que era consistente com as nossas constatações.

Karim et al (2008)observaram que as mulheres tinham taxas de cura mais elevadas em comparação com os homens (93% contra 89%). Weiss et al(2009) relatam, a partir da sua análise cruzada no local, que as taxas de sucesso do tratamento eram mais elevadas para as mulheres do que para os homens no Bangladesh, Índia e Malawi. Foram globalmente baixas na Colômbia, menos de 60% , para ambos os sexos e sem diferença significativa entre eles.

Van der Weft (1990)[81] no Gana encontrou uma taxa de incumprimento mais elevada entre os homens do que entre as mulheres, mas os autores não fornecem uma explicação para as suas conclusões. Isto contrasta com as nossas conclusões em que a taxa de incumprimento é mais elevada entre as mulheres. Karim et al. encontraram uma taxa de incumprimento mais elevada entre os homens do que entre as mulheres. Weiss et al, no seu estudo cruzado, descobriram que a taxa de incumprimento é predominantemente um problema entre os homens. Ao contrário destes estudos, encontrámos uma taxa de incumprimento mais elevada entre as mulheres (F:M 1.03) que poderia ser atribuída ao conflito civil no vale do Caxemira, onde as mulheres não conseguem chegar aos centros DOT em dias de hartal ou de recolher obrigatório. Se a ocorrência de um hartal for conhecida de antemão, os fornecedores do DOT dão o medicamento aos pacientes com antecedência, mas é muito difícil para as pessoas acederem aos serviços em tais dias, mais ainda para as mulheres.

VISÃO INTERNA DO PACIENTE

a. <u>*IDADE*</u> Consistente com outros estudos, a idade média dos homens no nosso estudo foi mais elevada (44 anos) do que a das mulheres (39 anos). Karim et al (2007) também descobriram que a idade média dos homens era mais elevada do que a das mulheres (41,8 anos contra 33,6 anos). Ahmed et al em Karnataka descobriram que cerca de dois terços dos casos entre os homens tinham 35 anos e mais, enquanto 60% dos casos entre as mulheres tinham menos de 35 anos. A idade média era de 34 anos entre as mulheres e de 40 anos entre os homens.

b. <u>*SINTOMAS:*</u> Descobrimos que a tosse era o sintoma mais angustiante tanto para os homens como para as mulheres (>80%), seguido de febre (até 60%). Isto é consistente com a análise cruzada de Weiss et al que relataram a tosse e a febre como o sintoma mais proeminente. As mulheres relataram menos expectoração do que os homens no nosso estudo. Um terço das mulheres no nosso estudo relatou fraqueza como sintoma de tuberculose e outras 27% relataram perda de peso. Por outro lado, apenas 15% dos homens relataram fraqueza como sintoma e 22,5% relataram perda de peso. Esta descoberta foi reconhecida há mais de quatro décadas no sul da Ásia por Banerji & Anderson (1963)[66]. A sintomatologia não específica foi notada por Johansson e Vinkvist[83] no Vietname (2002) e Karim (2009) no Bangladesh. Como referido por Weiss et al (2008 a), é menos provável que as mulheres doentes apresentem sintomas clínicos precisos, tais como sangue na expectoração, pelo que os prestadores de cuidados podem ser menos capazes de identificar a tuberculose entre os doentes que apresentam sintomas atípicos. Jaramillo (1998)[84] observou que o sintoma de dor nas costas não motivaria os médicos a investigar problemas respiratórios e isto parece ser um problema com as pacientes do nosso estudo onde as mulheres apresentavam mais sintomas pulmonares extra como dores nas costas, perda de peso ou anomalias menstruais.

c. *ACESSO AOS SERVIÇOS TB* : A maioria dos pacientes (67%) do nosso estudo preferiu o sector privado como primeiro contacto para a procura de tratamento. Isto incluiu médicos privados e proprietários de lojas médicas. 40% das mulheres vão para

o proprietário local da farmácia/loja médica para procurar tratamento, uma vez que são pessoas locais, facilmente acessíveis e não cobram taxas de utilização. Os homens preferem serviços de médicos particulares (45%) seguidos por farmácia/loja médica local (29,5%). Verificámos também que uma proporção significativa de mulheres (18,3%) procurou ajuda de piratas locais / curandeiros de fé. Karim et al (2009) relatam que tanto os pacientes do sexo masculino como feminino utilizavam médicos ou instalações privadas, na sua maioria médicos privados não qualificados. A análise cruzada de Weiss et al observou que os pacientes em todos os locais dependiam inicialmente de ajuda informal para tratar os seus sintomas. Na Índia, a maioria dos doentes disse que tinha ido a um farmacêutico ou farmacêutico para aconselhamento. Apesar das suas despesas, a maioria dos pacientes na Índia recorreu a médicos alopáticos privados (62,2%), especialmente mulheres (70,5%). Metade dos pacientes do Bangladesh relataram ter consultado farmácias ou médicos rurais com credenciais limitadas ou sem credenciais formais. Estudos do NCAER (1992) e Sunder (1995) também demonstraram a preferência das mulheres por profissionais privados, incluindo paramédicos e curandeiros tradicionais, tanto em áreas rurais como urbanas do Sul da Ásia. Rangan e Uplekar[85] (1998) assinalaram que vários factores como o longo tempo de espera, a má qualidade dos cuidados, o pessoal inadequado, a falta de prestadores de cuidados femininos, e a atitude pouco amistosa dos funcionários de saúde, foram todos relatados como limitando o acesso às instalações de saúde pública, especialmente para as mulheres. A proeminência do uso prévio de profissionais privados foi associada a menos estigma, mas indica problemas com a qualidade do tratamento recebido. A Yamasaki-Nakagawa (2001) observou que 63,5 mulheres visitaram curandeiros tradicionais enquanto que apenas 18% dos homens o fizeram, o que contribuiu para um atraso no diagnóstico e esta descoberta é consistente com os resultados do nosso estudo.

d. Atrasos na procura de tratamento& diagnóstico : No nosso estudo, tanto homens como mulheres enfrentaram atrasos, mas o sexo feminino foi associado a um maior atraso do paciente, maior atraso no diagnóstico e, portanto, maior atraso total. Uplekar (2001) afirma que tanto os homens como as mulheres podem enfrentar barreiras relacionadas com o género ao tentarem aceder aos longos percursos de tratamento da tuberculose. As mulheres na nossa configuração enfrentam limitações nas suas viagens e recursos financeiros. Também precisam frequentemente de uma escolta que provoque um atraso na procura de ajuda. Quando desempenham múltiplos papéis na reprodução, produção e cuidados infantis como na nossa sociedade, as mulheres têm muito pouco tempo para chegar a um serviço de diagnóstico ou tratamento. No nosso estudo, quase metade das mulheres procurou tratamento no prazo de uma a duas semanas e uma quarta no prazo de uma semana.

de aparecimento de sintomas. Por outro lado, os homens procuraram tratamento mais cedo, 36% dentro de uma semana após o início dos sintomas e 43% entre 1-2 semanas. A procura de tratamento foi adiada para além de duas semanas em 24% das fêmeas e 21% dos machos. O atraso no diagnóstico foi uma mediana de 80 dias para as fêmeas e 61 dias para os machos. O atraso no tratamento foi uma mediana de 1 dia para ambos os sexos. O atraso total foi de 83 dias para as fêmeas e 74 dias para os machos. Não contámos o tratamento que procurava atraso no atraso total, uma vez que as datas não podiam ser conhecidas com precisão. As nossas conclusões são consistentes com estudos internacionais de Karim et al (2007), que encontraram atrasos mais longos para as fêmeas. O atraso médio do paciente foi de 50 dias para as fêmeas contra 42 dias para os machos. O atraso no diagnóstico foi maior nas fêmeas do que nos machos (60 vs 52 dias) e o atraso no tratamento foi uma mediana de 1 dia em ambos os sexos. Ngamvitathapong(2001)[71] observou na Tailândia que as mulheres, em comparação com os homens, tinham maiores atrasos na procura de cuidados e também os prestadores de cuidados tinham maiores atrasos para responder às necessidades das mulheres. Análise multivariada por Gosniu (2008)[86] para locais cruzados encontrou associação de atrasos com sexo feminino no Bangladesh, Malawi e Índia. Long et al (2002) encontraram maiores atrasos no diagnóstico das mulheres no Vietname, que atribuem à ausência de tosse e expectoração da expectoração entre elas. Uma situação semelhante foi relatada por

Solomon et al (2005)[87] da Etiópia, onde os investigadores encontraram um atraso total de 80 dias desde o início dos sintomas até ao início do tratamento. Também descobriram que os pacientes procuram cuidados de saúde mais cedo e o maior atraso foi ao nível do prestador de cuidados de saúde (61 dias).Baily et al (1967)[88] relatam que quando os pacientes que relatam sintomas no peito são encaminhados para uma unidade de tratamento da tuberculose para investigação e tratamento, podem nem sempre seguir o conselho de encaminhamento. Uma situação semelhante é observada no vale onde o incumprimento inicial dos doentes diagnosticados com tuberculose é de 13%. (Não mostrado). O início imediato do tratamento após o diagnóstico é digno de louvor, mas o atraso no diagnóstico é motivo de preocupação tanto para o doente em que este atraso pode revelar-se fatal como para a comunidade, onde significa transmissão sustentada da infecção. A análise de regressão multivariada revelou um maior atraso no diagnóstico para as mulheres, o que levanta questões sobre o diagnóstico no âmbito do RNTCP e esta questão precisa de ser abordada.

e. *Conhecimento transmitido aos doentes:* O nosso estudo descobriu que foram informados significativamente mais homens sobre o horário do tratamento (F:M 0,42), número de medicamentos a serem ingeridos (F:M 0,43), e duração do tratamento (0,56). Mas foi dito um número quase igual de machos e fêmeas quando deviam vir para um exame repetido da expectoração. Ficámos surpreendidos ao encontrar disparidades de género ao nível da educação para a saúde. Isto é consistente com a análise transversal do local onde os investigadores observaram que os detalhes do tratamento foram dados a quase todos os doentes masculinos (90%) no Bangladesh, mas apenas a 33% dos doentes femininos.

f. *Causa percepcionada da tuberculose: o* nosso estudo encontrou um conhecimento sombrio sobre a tuberculose e a sua propagação entre os doentes, especialmente entre as mulheres. Cerca de 10% das mulheres do nosso estudo não sabiam que tinham tuberculose. Cerca de 60% das mulheres não tinham conhecimento da sua propagação em comparação com 33% dos homens. Um quinto dos pacientes do sexo feminino tinha conhecimento do modo correcto de transmissão da tuberculose, em comparação com 42% dos homens. Um quarto das fêmeas atribuiu a doença a tensão/estresse/lutas domésticas e outro 21% atribuiu-a a pecados passados. Entre os homens, 21% atribuíram a tuberculose à tensão e 17% ao tabagismo. A análise cruzada de locais (2006) constatou que a contaminação e o contacto foram as causas mais frequentemente relatadas em três locais, seguidos pela alimentação, o tabagismo e a exposição ao ar. Ganpathy et al (2007), utilizando o Focus Group Discussion, descobriram que a TB está associada à tosse e outros sintomas cardinais não pareciam ser conhecidos especialmente entre as mulheres. A causa da tuberculose foi atribuída ao fumo, álcool, estampagem da expectoração e transmissão por via aérea não foi expressa. Karim et al (2009) descobriram que as mulheres mencionaram mais frequentemente a contaminação e o contacto, doenças anteriores, e alimentos como a causa da tuberculose. Em contraste, os homens identificaram o fumo, o esforço físico, ou o trabalho árduo como a causa da tuberculose. O nosso estudo menciona a tensão/estresse como a principal causa percebida da tuberculose, salientando a importância do stress no dia-a-dia da vida de Caxemira.

g. *Adesão do paciente:* No nosso estudo não houve diferença de sexo significativa entre os pacientes que perderam uma dose de drogas. Para as mulheres, a causa mais importante para a falta de uma dose foi o efeito secundário de fármacos (44%). Para os homens, a perda do dia de trabalho foi a causa da falta de uma dose em 43% dos casos, seguida do efeito secundário dos fármacos em 32% dos casos. Outra causa importante para a falta de uma dose entre as mulheres foi a distância de casa ao centro DOT (27,6%). Isto porque muitas fêmeas preferem receber tratamento de um local longe da sua aldeia/mohalla devido ao estigma. Viajam de autocarro ou a pé, a quilómetros de distância de casa, derrotando assim o próprio objectivo do DOTS. Nair e Chacko descobriram que os homens tendem a desistir do tratamento devido à pressão para regressar ao trabalho assalariado, o que é consistente com a nossa descoberta. Ngamvithayapong descobriu, numa meta análise sobre o cumprimento, que as mulheres são geralmente mais propensas a cumprir o tratamento da tuberculose do que os homens. Van der Weft (1990) constatou que o incumprimento era significativamente mais elevado entre os homens do que entre as mulheres no Gana. Nas Filipinas Nichter[89] relata que as razões para o incumprimento eram diferentes para homens e mulheres. Havia uma taxa de incumprimento mais elevada entre as mulheres grávidas / lactantes porque receavam que secasse o leite ou causasse aborto espontâneo. Os homens relataram ter interrompido o tratamento assim que os sintomas diminuíram, porque achavam demasiado difícil desistir do álcool. Fikree et al (1993)[90] relatam do Paquistão que a autópsia verbal de pacientes do sexo feminino que morriam de tuberculose revelou que tinham desistido do tratamento devido ao elevado custo que isso implicava.

h. *Dificuldades encontradas:* O nosso estudo concluiu que a maior dificuldade enfrentada pelos pacientes no acesso aos cuidados de TB era o custo do tratamento (34,3% de mulheres e 26,5% de homens). Hudelson salientou que mesmo a utilização de serviços de saúde supostamente gratuitos ou pelos quais é cobrada uma taxa nominal pode implicar custos, por exemplo o custo dos medicamentos se a clínica tiver esgotado, o custo do transporte para chegar a instalações de saúde distantes, ou o custo de testes laboratoriais e radiografias no hospital. Segundo Van der Weft, as barreiras financeiras foram comunicadas por quase todos os pacientes em falta no Gana. A análise cruzada no local revela mais homens no Malawi (34%) preocupados com o fardo financeiro do tratamento do que mulheres (14%). Da mesma forma, no Bangladesh; a maioria dos pacientes relatou que os custos relacionados com a utilização da clínica BRAC eram uma tensão para as suas famílias. As mulheres tinham custos de viagem mais elevados e tempo médio mais longo para chegar à clínica do que os homens, e tinham mais dificuldade em obter o dinheiro de que necessitavam.

Além disso, no nosso estudo, 28,5% das fêmeas encontraram um problema de expectoração que é consistente com a literatura. O estudo de Weiss et al, acima mencionado, concluiu que a produção de expectoração era difícil para uma gama de 23,1 a 37,7% de homens e mulheres em vários locais, excepto no Bangladesh, onde era difícil para a grande maioria das mulheres (84%). Begum et al (2001) salientaram que as mulheres têm mais dificuldade em produzir escarro para exame microscópico. Uplekar (1999) e DANTB (2002) também apoiam este ponto de vista, acrescentando que a dificuldade em produzir saliva de qualidade pelas mulheres pode ser devida à incapacidade física, ou ao embaraço e vergonha de produzir saliva na presença de um trabalhador da saúde, ou a alguma mistura de factores fisiológicos e sociais. 29% dos homens acharam as horas de clínica inconvenientes, enquanto que para 15,7% das mulheres o ajustamento necessário em casa era uma grande dificuldade. Weiss et al acrescentam que, entre os locais, os problemas para as mulheres que frequentavam as clínicas de tuberculose centravam-se nas responsabilidades domésticas e na inconveniência da distância que tinham de percorrer até às clínicas.

i. *Impacto Psicológico :* O nosso estudo revelou que 83,5% das mulheres e 47,8% dos homens sofriam de ansiedade ou tristeza por causa da doença. Outras 67% de mulheres e 28% de homens sofreram ansiedade sobre o curso da doença, ou seja, não acreditaram que a doença fosse curável. De acordo com estimativas da OMS de 2003, até 46% dos pacientes com TB sofrem de depressão grave. Weiss et al. descobriram que a carga emocional da TB é generalizada e grave e que este aspecto requer atenção na gestão clínica da TB. Um terço das mulheres na entrevista EMIC relatou problemas psicológicos e emocionais. Outros investigadores Shin et al (2004),[91] Vega et al (2004)[92] também reconheceram este ponto.

Impacto financeiro: O nosso estudo revelou que quase 65% dos pacientes gastaram dinheiro em diagnóstico e tratamento. Um terço das mulheres e três quartos dos homens relataram perda de emprego, enquanto mais de três quartos dos homens e mulheres relataram perda de rendimento para a família por causa da tuberculose. As nossas conclusões são consistentes com as de outros estudos que documentam a substancial carga financeira da tuberculose no Bangladesh (Croft& Croft 1998)[93] , Índia (Rajeswari et al 1999), e Malawi (Pocock et al 1996)[94] . Segundo a OMS (2001)[95] , o fardo financeiro contribui para outros problemas, impondo um chamado "fardo indefinido" que afecta os doentes, as suas famílias e comunidades. O nosso estudo concluiu que os pacientes com TB perderam em média 76 dias de trabalho (as mulheres 77,8 dias vs. os homens 75,1 dias). Isto é consistente com os dados publicados da Índia por Rajeshwari et al (1999), que descobriram que os doentes de tuberculose perderam 83 dias de trabalho. Long et al (2004) também descobriram no Vietname que a carga económica era a preocupação tanto de pacientes do sexo masculino como feminino. Os doentes do sexo masculino preocupavam-se com isto porque geralmente eram os rendimentos das suas famílias, enquanto os doentes do sexo feminino se preocupavam porque eram responsáveis por cuidar das suas famílias e filhos.

Estigma entre os doentes com tuberculose: Poucos discordariam que existe um estigma social universal ligado à tuberculose (Farmer, 1997)[96] . O nosso estudo revelou que o estigma relacionado com a tuberculose estava amplamente difundido e que o estigma estava presente tanto entre os homens como entre as mulheres. No entanto, as mulheres eram mais vulneráveis às consequências adversas do estigma (índice de estigma 1,24 nas mulheres vs. 1,14 nos homens). Havia uma necessidade premente de os pacientes esconderem ou negarem o seu diagnóstico de tuberculose mais entre as mulheres

(87,6% nas mulheres vs. 72,9% nos homens). O estigma das mulheres estava relacionado com o medo de estragar a vida matrimonial ou as difíceis perspectivas de casamento. No nosso estudo, quase um terço das mulheres casadas temia a deserção pelos maridos e a maioria (95,9%) das mulheres solteiras disse que não conseguiriam obter uma correspondência se o diagnóstico de tuberculose fosse revelado. Estudos realizados em todo o mundo revelaram que a vulnerabilidade de género corta entre diferentes contextos socioculturais. Dinesh etal descobriu que as mulheres casadas estavam preocupadas com a rejeição por parte dos maridos, o assédio por parte dos sogros e as mulheres solteiras preocupadas com as suas reduzidas possibilidades de casamento. Somma et al (2008) observaram que os efeitos do estigma relacionado com a tuberculose foram relatados frequentemente por mulheres inquiridas do Bangladesh e da Índia. Nas sociedades asiáticas, a subsistência das mulheres depende muito provavelmente da capacidade da família para organizar com sucesso um casamento. Relataram que muitos maridos tinham rejeitado as suas esposas afectadas pela tuberculose e mandaram-nas para os seus lares natais. No nosso estudo, os inquiridos não casados relataram que teriam problemas em casar apesar da cura (as mulheres 54,2% vs. os homens 18,3%). Ganpathy et al (2008) também assinalam que o estigma da tuberculose é mais visível nas mulheres do que nos homens quando se trata de casamento. Além disso, os participantes no FGD sentiram que era mais fácil para os homens infectados ou tratados com TB casarem-se em comparação com as mulheres. Estas opiniões são ecoadas por um relatório de pesquisa do Paquistão de Liefooghe et al (1995) onde os participantes nas discussões dos grupos de centragem expressaram a opinião de que a TB pode ter um efeito adverso nas hipóteses de casar mais frequentemente nas mulheres do que nos homens. Acrescentam que o estigma da tuberculose pode ser particularmente duro com as mulheres mais susceptíveis de se divorciarem e os maridos tomaram frequentemente uma segunda esposa. Somma et al acrescentam que na Índia, as mulheres estavam mais preocupadas com o impacto adverso da tuberculose na capacidade de um parente se casar. Verificámos que o estigma da TB afecta todo o agregado familiar e não apenas o doente, pois os doentes estavam preocupados com a capacidade de um familiar se casar (as mulheres 54,2% vs. os homens 18,3%).Hudelson observa que as consequências do estigma da TB podem ser especialmente difíceis para as mulheres não casadas, mesmo que elas próprias não tenham a doença, uma vez que mesmo a sua estreita associação com um doente de TB pode reduzir as suas hipóteses de encontrar um parceiro matrimonial. Estudos semelhantes realizados no Norte da Etiópia por Demissie et al (2003)[97] e Getahun (1999)[98] mostram que o estigma relacionado com o diagnóstico da tuberculose é severo até ao divórcio e a possibilidade reduzida de se casar se se souber que uma rapariga tem tuberculose. Estudos realizados na Índia demonstraram que as mulheres casadas atrasam a procura de tratamento ou não revelam o seu diagnóstico aos seus maridos por medo de serem abandonadas (Connolly & Nunn, 1996[99] ; Nair et al., 1997; Rajeswari et al., 1999). Verificámos também que os doentes do sexo masculino esperavam e recebiam apoio e cuidados das suas esposas, enquanto as mulheres não esperavam qualquer apoio dos seus maridos e o mesmo foi mencionado por Dinesh et al.

O nosso estudo também revela que as mulheres relatam mais frequentemente que os homens sentimentos de embaraço e vergonha (F: M 1.19) e que outros pensariam menos do paciente (F:M 1.19). Esta descoberta é corroborada por outros estudos publicados por Karim et al (2009). O estudo acrescenta ainda que menos homens do que mulheres relataram sentir vergonha por causa da doença, mas para os homens que se sentiam socialmente ostracizados era uma questão séria. O nosso estudo também concluiu que tanto os pacientes do sexo masculino como feminino sentiram que outros na comunidade os tinham evitado e se recusaram a visitá-los. Carey et al (1997)[100] relataram que 77% das pessoas vietnamitas estudadas em Nova Iorque acreditavam que a comunidade temeria e evitaria as pessoas com TB, e mais de 90% declararam que ter a doença afectaria negativamente as relações dos doentes com TB com as suas famílias.

Um quarto das mulheres do nosso estudo tinha sido solicitada a ter um espaço separado para dormir e utensílios separados para comer. Nenhum dos homens entrevistados tinha um tal problema. Este medo exagerado de contágio, associado a outros aspectos do estigma, foi também observado no Bangladesh por Karim et al(2009) , na Índia por Weiss (2006)e na Etiópia por Demissie M(2003) .

Somma et al acrescentam que o sentimento estigmatizado devido à tuberculose foi uma experiência partilhada entre locais (Índia, Bangladesh, Malawi e Colômbia), contribuindo para um considerável sofrimento pessoal e social para além da carga somática da doença. Estas descobertas sublinham o medo persistente e generalizado da doença, a falta de informação sobre a TB e o seu tratamento e a falta de apoio aos doentes com TB.

Entre os homens do nosso estudo, o maior estigma foi o de se manterem afastados do trabalho por causa da doença (as mulheres 5,2% vs. os homens 25,9%), o que é consistente com os resultados do Malawi e do Sul da Ásia, onde os homens estavam frequentemente preocupados com o impacto financeiro da doença que afectava a capacidade de um homem de prosseguir uma actividade profissional de subsistência. Dinesh et al também relatam que os homens estavam preocupados com a perda de salários, dificuldades financeiras, redução da capacidade de trabalho, mau desempenho no trabalho e as consequências de uma longa ausência do trabalho. Em sociedades em que as mulheres ocupam um estatuto inferior, as consequências sociais de um diagnóstico de tuberculose podem resultar em subtratamento e aumento da mortalidade, tal como relatado por Holmes et al (1998) e Hudelson, (1996).

CAPÍTULO 7

RECOMENDAÇÕES:

i.   Reforçar a detecção de casos RNTCP

ii.   Dados desagregados por sexo a partir do OPD

iii.   Desenvolver / reforçar a educação para a saúde

iv.   Envolver os maridos e nas leis em programas de tratamento da tuberculose

v.   Reforçar o sistema de saúde

vi.   Provisão de prestadores de DOT femininos para pacientes do sexo feminino

vii.   Educação sensível ao género para os prestadores de cuidados de saúde

viii.   Envolvimento de médicos particulares

ix.   Questões financeiras

REFERÊNCIAS

1. Sichone M. Tuberculosis e Género na Zâmbia: The Burden onWomen (tese de mestrado não publicada). Amesterdão: Royal Tropical Institute, Maio de 1993.

2. Fikree F F F, Karim M S, Midhet F, Berendes H W. Causas da mortalidade por idade reprodutiva em assentamentos socioeconómicos baixos de Karachi. J Pak Med Assoc 1993; 43(10): 208-212.

3. van der Weft T S, Dade G K, van der Mark T W. Adesão dos doentes ao tratamento da tuberculose no Gana: factores que influenciam a adesão à terapia num programa de serviço rural. Tubercle 1990; 71: 247-252.

4. Jaramillo E . tuberculose pulmonar e comportamento em busca de saúde: como obter um diagnóstico tardio em Cali , Colômbia.Trop Med Int Health 1998;3:138-144.

5. Rangan S, Uplekar M. Perspectivas de género no acesso aos cuidados de saúde e tuberculose . Em Diwan VK, Thorson A, Winkvist a

(eds).1998.*Gender and Tuberculosis : An international research workshop*. 24-26 de Maio de 1998. A Escola Nórdica de Saúde Pública, Gotemburgo, Suécia.

6. Escritório da OMS no Afeganistão. Escritório Regional para o Mediterrâneo Oriental. Página acedida em 14-07-2009.

7. Baily et al. Potencial rendimento de casos de tuberculose pulmonar por microscopia directa da expectoração num distrito da Índia do Sul. 1967.Bull wld Health Org; 37:875892.

8. 8. Solomon Yimer , Gunnar Bjune, Getu Alene. Diagnóstico e atraso no tratamento entre doentes com tuberculose pulmonar na Etiópia --- um estudo transversal.2005.BMC Doenças Infecciosas; 112.

9. Organização Mundial de Saúde. Problemas de saúde mental: o fardo indefinido e oculto. Folha de dados número 218.Genebra, OMS, 2001b. Soc

10.Nichter N. Semântica da Doença e Saúde Internacional; o complexo pulmão fraco / TB nas Filipinas. Soc sci med 1994:38(5);649-663.

11.Croft RA, Croft RP. Despesas e perdas de rendimento incorridas pelos doentes com tuberculose antes de chegarem a um tratamento eficaz no Bangladesh. International Journal of Tuberculosis and lung Disease. 1998: 2(3):252- 254.

12.Pocock D, Khare A, Harries AD. A detenção de um caso de tuberculose em África: a perspectiva do doente. Lancet 1996;347(9010):1258.

1 3.Shin S, Furina J et al .community based treatment of multidrug resistant tuberculosis in Lima, Peru: 7 anos de experiência. Ciências sociais e medicina 2004;59: 1529-1539.

14.Long NH, Johansson E, Diwan VK, Winkvist A. Medo e isolamento social como consequências da tuberculose no Vietname: uma análise de género. Política de Saúde 2001;58:69-81.

15.Carey, J. W., Oxtoby, M. J., Nguyen, L. P., Huynh, V., Morgan, M., & Jeffery, M. (1997). Crenças sobre a tuberculose entre os recentes refugiados vietnamitas no Estado de Nova Iorque. *Public Health Reports, 112(1),* 66-72.

16.Agricultor, P. (1997). Os cientistas sociais e a nova tuberculose. Social Science & Medicine, 44(3), 347-358.

17.Organização mundial de saúde. The world health report; making a difference; 1999. p110.

18. OMS (2009).Género. Organização Mundial de Saúde. (Departamento de Género
andWomen' sHealth)http ://wwww.who.
int/gender/other_health/en/gender. p age accessed 21 June2009.

19. Chakrborty AK. Epidemiologia da Tuberculose: Situação actual na Índia. Res. J Med indiana 2004; 120: 248-276.

20. Park 20th edição

21. Governo da Índia (2008),TB Índia 2008, RNTCP Status Report,estou a parar a TB,Ministério da Saúde e Bem-Estar Familiar, Nova Deli.

22. Ensaio de Prevenção da Tuberculose .Madras. Ensaio de Vacinas BCG no Sul da Índia para Prevenção da Tuberculose. Ind j Med Res 1980; 72(suppl):1-74.

23. Centro de Investigação da Tuberculose de Chennai. Tendências na Prevalência e Incidência da Tuberculose no Sul da Índia. Int j tuberc lung dis 2001;5;142-157.

2 4.Somma DB, Auer C, Abouihia A, Weiss MG(2005).Gender and Tuberculosis ;status of the field and implications for research. Genebra, Organização Mundial de Saúde (Departamento de Género e Saúde da Mulher).

25. Inquérito Nacional de Saúde da Família (NFHS 2),1998-99, Mumbai: Instituto Internacional de Ciências Populacionais,2000.

26. DANTB (2002a).eficácia de duas estratégias de sensibilização de género em
RNTCP. Nova Deli.   NewConceptInformation
Systems.
(http/wwww.dantb. org/publictn.html)

27. Ottomani SE, Uplekar MW,Gender and Tuberculosis: Indicadores de Registos e Relatórios de Rotina. Int J tubercle Lung Dis.2008; 12(7);827- 828.

28. Hudelson P. Gender Differentials in tuberculosis; o papel dos factores sócio-económicos e culturais. Tubercle lung dis 1996; 77: 391-400.

29. Arthur J R, Linda C G. Social and cultural factors in the successful control of tuberculosis .Public health Reports 1992;107:626-36.

30.Nair D, George A, Chacko KT. Tuberculose em Bombaim: Novas Imagens de Pacientes Urbanos Pobres. Plano HLTH Pol .

31. www.ukcoalition. org

32.OMS (2008). Global tuberculosis Control, Surveillance, Planning, Financing, WHO Report 2008.

33.Plano Estratégico Regional de Controlo da tuberculose 2002-2006. Escritório Regional para o Sudeste Asiático , Nova Deli.2002.

34.TB no Sudeste Asiático - Perfil do país Nepal. WHO.log data 12 de Março de 2009.

35.Tuberculose e Reforma do Sector da Saúde no Bangladesh. Um Documento de Conceito. N.º do Projecto ICP TUB 001. Escritório Regional da OMS para o Sul - Sudeste Asiático Nova Deli. OMS 2004.

3 6.Indian Council of Medical Research. Tuberculosis in India - a sample survey, 1955-58.Special Report Series No 34.New Delhi, India: Conselho Indiano de Investigação Médica, 1959.

37.Chadha V.K, Agarwal SP et al. Risco anual de infecção por tuberculose em quatro zonas definidas da Índia: um quadro comparativo. Int J Tuberc Lung Dis 9(5): 569-575. 2005.

38.Chadha VK. Epidemiologia da tuberculose na Índia: Uma revisão. Int J Tuberc Lung Dis.2005; 9: 1072-1082.

39.Demissie M, Lindtjorn B. Perspectiva de género na saúde: é importante no controlo da tuberculose? Ethiopian Journal of Health Development 2003;17(3):5.

40.Holmes CB, Hausler H, Nunn PA.A review of sex differences in the epidemiology of tuberculosis. Int J Tubercl Lung Dis1998; 96-104.
41.Diwan VK, Thorson A. Sexo, Género e Tuberculose. The Lancet:1999;353(9157):1000-1001.
42.Organização Mundial de Saúde. Gender and Health; Technical paper .Organização Mundial da Saúde 1998 b.http://who.int/reproductive-health/publication/WHD_9816_gender_and_health
43.Weiss MG, Somma D, Uplekar MW. Dimensões Sociais e Culturais do Género e da Tuberculose. Editorial. Secção Especial sobre Género e Tuberculose. Int J Tuberc Lung dis 2008b; 12:829-830.
44.Allotey P Gyapong M. Género na investigação da tuberculose. Secção Especial sobre Género e Tuberculose. Int J tuberc Lung Dis

2008;12:831-836.

45.Relatórios Anuais da OMS sobre o Controlo Global da Tuberculose de 1997 a 2008.Genebra Suíça. htt.p;//www.who.int/publications/en

46.Borgdoff MW, Nagelkerke NJD, Dye C, Nunn P. Gender and tuberculosis: a comparison of prevalence surveys with notification data to explore sex differences in case detection .Int J Tubercl Lund dis 2000; 4(2):123-132.

47.www.euro.who.int.EUR/TB/F SO5 .Acessado em 16-07-2009.

48.Uplekar M, Rangan S, Ogden J. Gender and Tuberculosis Control; Towards a Strategy for Research and Action. Projecto de Documento de Estratégia preparado para a Prevenção, Controlo e Erradicação de Doenças Transmissíveis. OMS, Genebra, Suíça. Dezembro de 1999.

49.Long NH, Diwan VK, Winkvist A. Diferença nos sintomas que sugerem tuberculose pulmonar entre homens e mulheres .J Clin Epidemiol 2002 Fev;55(2): 115-20.

50.Thorson A, Hoa NP, Long NH, Allebeck P, Diwan VK. As mulheres com tuberculose têm uma menor probabilidade de serem diagnosticadas? Prevalência e detecção de casos de tuberculose pulmonar positiva, um estudo populacional do Vietname. J Clin Epidemiol 2004; 57(4):398- 402.

51.Weiss MG ,Auer C, Somma DB, Abouihia A.(2006).Gender and tuberculosis: cross-site analysis and implications of a multi-country study in Bangladesh, India, Malawi, and Colombia. Social , Economic and Behavioural Research Report No.3 .UNICEF/UNDP/ Banco Mundial/OMS.

52.Karim F, Islam MA et al. Gender Differentials in Delays in diagnosis and treatment of tuberculosis. Política de Saúde e Planeamento (2007). 22(5):329- 334.

53.Karim F, Ahmed F et al . Feminino - Diferença masculina em várias etapas clínicas da gestão da Tuberculose no Bangladesh rural. Int J Tuberc Lung Dis.2008 12(11): 1336-1339.

54.Cassels A, Heineman E, LeClerq, Gurung PK, Rahut CB. Investigação de casos de tuberculose no Nepal Oriental. Tubercle 1982; 63(3):175- 185.

55.Yamasaki-Nakagawa M, Ozasa K, Yamada N, Osuga K, Shimouchi A, Ishikawa N, bam DS, Mori T. Diferença de género nos atrasos no diagnóstico e na procura de comportamento nos cuidados de saúde numa zona rural do Nepal. Int J Tubercl Lung Dis 2001 Nov: 5(11): 1072-4.

56. Liefooghe R, Michiels N, Habib S, Moran MB, De Muynck A. Percepção e consequências sociais da tuberculose estudo do grupo de foco de pacientes com tuberculose em Sialkot ,Paquistão. Social Science and Medicine 1995;41(12): 1685-1692.

57. Johansson E,Long NH, Diwan VK, winkvist A.gender and tuberculosis control :perspectives on health seeking behaviour among men and women in Vietnam.Health Policy ,2000;52:33-51.

58. Godfrey-Fausset P. Kaunda H, Kamanga J, Van Beers S, Van Cleeff M, Kumwenda -Phiri R. Porque é que os doentes com tosse demoram a procurar cuidados nos centros de saúde urbanos de Lusaka? Uma abordagem de investigação dos sistemas de saúde .International Journal of Tuberculosis and Lung disease 2002;6 (9):796- 805.

59. Balasubramanian R, Garg R, Santha T .Gopi PG. Subramani R. Disparidades de género na tuberculose :relatório de um programa DOTS rural no sul da Índia. International Journal of Tuberculosis and Lung disease2004; 8(3):323-332.

60. Ganpathy S, Thomas BE, Jawahar MS. Percepções de género e tuberculose numa Comunidade Urbana do Sul da Índia. Indiano J Tuberc 2008; 55:9-14.

61. Ahmed J, Chadha V.K et al. Utilização dos Serviços RNTCP em Áreas Rurais do Distrito de Bellary, Karnataka, por Género, Idade e Distância do Centro de Saúde. Indiano J Tuberc 2009; 56: 62-68.

62. Vlassoff C, Moreno CG .Placing Gender at the Centre of Health Programming; Challenges and Limitations. Ciências Sociais e Medicina 2002; 54:1713-1723.

63. Diwan V K, Thorson A, Winkvist A. Género e tuberculose: um workshop de investigação intencional. Relatório do seminário na Escola Nórdica de Saúde Pública, Gotemburgo, 24-26 de Maio de 1998. Goteborg, Noruega: Escola Nórdica de Saúde Pública, 1998.

64. Amartya Sen. Muitas faces da desigualdade de género: Um Ensaio de Amartya Sen.Frontline.2001; 18(22).

65. Ester Boserup. Women's Role in Economic Development (London :Allen & Unwin, 1970); M.R Rosenzweig e T.P. Schulz, Market

Opportunities ,Genetic Endowments,e Intrafamily Resource Distribution, "American Economic Review,72(1982).

66. Asian Development Bank (ADB).women in Bangladesh: Country Briefing paper.Dhaka, ADB, 2001.

67. Banco Mundial. Sussurros às vozes: género e transformação social no Bangladesh [Bangladsh Development series].Dhaka, Banco Mundial,2008.

68. Organização Mundial de Saúde. Luta contra a pobreza no controlo da tuberculose: Opções

para os Programas Nacionais de   TBControl. WHO/HTM/TB/2005.352,WHO,Geneva,2005a.

69. Dinesh MN, George A, Chacko KT. Tuberculose em Bombaim, Novos motivos de preocupação. 1995. Documento não publicado.

70. Morankar S, Weiss MG. Impacto de Género, Experiência de Doença e Comportamento: Implicação para o controlo da tuberculose em Maharashtra Rural. Administrador de Saúde 2003; XV (1-2): 149-155.

71. Duggal R, Amin S.1989.Cost of Health Care; A Household Survey in an Indian District. The Foundation for Research in Community Health, Bombay.

72. Rajeshwari R,Balasubramainiam R, Muniyandi M, Geetharamani S,Thresa X, Venkatesan P. Socioeconomic Impact of Tuberculosis on Patients and Family in India.1999. International Journal of Tuberculosis and Lung Disease, 3(10):869-877.

73. Nathanson CA.1977.Sexo, Doença e Cuidados Médicos: Uma revisão da Teoria dos Dados e Método. Soc Sci Med 11(13):50-65.

74. Wang J , Fei Y et al Gender differences in knowledge of tuberculosis and associated health-care seeking behaviours : a cross-sectional study in a rural area of China.BMC Public Health 2008;8:354.

75. NCAER.1992.Inquérito domiciliário sobre cuidados médicos. NCAER , Nova Deli.

76. Sunder R. 1995.Inquérito domiciliário sobre a utilização e despesas com cuidados de saúde (documento de trabalho nº 53),NCAER, Nova Deli .

77. Uplekar M, Rangan S. Médicos privados e controlo da Tuberculose na Índia. Int J Tuberc and Lung disease,1993;75:332-337.

78.Banerji D, Anderson S.1963.A Sociological Awareness of Symptoms among Persons with Pulmonary Tuberculosis. Bull Wld hlth org, 29:665683.

79.Thorson A, Hoa NP, Long NH.Health -seeking behavior of individuals with a cough of more than 3 weeks.Lancet 2000;356:1823-1824.

80.Gosoniu GD,Ganapathy S, Kemp J, Auer C,Somma D,Karim F e Weiss MG.Gender and sociocultural determinants of delay to diagnosis of TB in Bangladesh, India and Malawi.Special section on Gender and TB.Int J Tuberc Lung Dis 2008;12:848-855.

81.Jain RC, Singh V,et al. Operations Research para avaliar as Necessidades e Percepções dos doentes de tuberculose e dos prestadores de cuidados de TB em Nehru Nagar e

Moti Nagar Chest Clinic áreas de Delhi. Relatório Final para DflD, Gabinete de Gestão de Campo, Nova Deli.

82.Begum V, Columbani P de et al Tuberculosis e o sexo do paciente no Bangladesh: diferenças sexuais no diagnóstico e no resultado do tratamento. Int J Tuberc Lung Dis 2001; 5:604-610.

83.Ngamvithayapong J, Yanani H, Winkvist A, e Diwan VK. Comportamento e diagnóstico de tuberculose pulmonar numa zona montanhosa epidémica da Tailândia. Int J Tuberc Lung Dis 2001;5: 1013-1020.

84.PEM fino. Imunidades na e à tuberculose: implicações para a patogénese e vacinação. 1994. Em Porter JDH e McAdam KPWJ (eds)TB: Back to the Future. John Wiley & Sons: Chichester.

85.Balasubramaniam VN, Oommen K, Samuel R.DOT ou não? Observação directa do tratamento anti-tuberculose e resultados do paciente, Estado de Kerala, Índia. Int J Tuberc and lung Dis 2000 ;4(5): 409-413.

86.OMS (2002). Género e tuberculose .Genebra. Organização Mundial de Saúde (Department of Gender and Women's Health).www.who.int/gender/other_health/en/genderTB.pdf

87.Kamolratanakul P, Sawert H et al. Impacto económico da tuberculose a nível doméstico. Int J Tuberc Lung Dis 1999;3:596-602.

88.Long NH, Johansson E, Lonnorth K, Eriksson B, Winkvist A, Diwan VK. Atraso mais longo no diagnóstico da tuberculose entre as mulheres no Vietname. Int j tuberc Lung Dis1999;3(5):388-393.

89.PNUD/Banco Mundial/ Programa Especial de Investigação em Doenças Tropicais da OMS (TDR). Genebra; OMS/TDR/RP/96.1.

90. Igualdade de Género : Relatório Anual de Desempenho Temático 2006
2007. Commonwealth da   AustráliaFevereiro
2008.   www.ausaid.gov.au/publications.accessed em 21-07-2009.

91.Sichone M. Tuberculose e Género na Zâmbia: The Burden on Women (tese de mestrado não publicada). Amesterdão: Royal Tropical Institute, Maio de 1993.

92.80.Kaulagekar A, Radkar A.Social status faz a diferença: cenário da tuberculose durante o National family heakth survey-2.Indian J Tuberc 2007;54:17-23

93.Kumaresan. I.A,Raviglione, M.C., Munay, C.I.L. Tuberculose. O peso global da doença e dos factores de risco em 1990: Organização Mundial de Saúde Press.1996.

94.van der Weft T S, Dade G K, van der Mark T W. Adesão dos doentes ao tratamento da tuberculose no Gana: factores que influenciam a adesão à terapia num programa de serviço rural. Tubercle 1990; 71: 247-252.

95.Escritório da OMS no Afeganistão. Escritório Regional para o Mediterrâneo Oriental. Página acedida em 14-07-2009.

96.Johansson E, Winkvist A. Confiança e transparência nos encontros humanos no controlo da tuberculose: lições aprendidas com o Vietname. Qualitative Health Reasearch2002; 12:473-491.

97.Jaramillo E . Tuberculose pulmonar e comportamento em busca de saúde: como obter um diagnóstico tardio em Cali , Colômbia. Trop Med Int Health 1998;3: 138-144.

98.Karim F. Questões de género. Compreensão das barreiras de acesso aos cuidados comunitários de tuberculose no Bangladesh.2009.Division of

Global Health (IHCAR) Department of Public Health Sciences, Karolinska Instituet, Stockholm ,Sweden.

99.Rangan S, Uplekar M. Perspectivas de género no acesso aos cuidados de saúde e tuberculose . Em Diwan VK, Thorson A, Winkvist a (eds).1998.*Gender and Tuberculosis : An international research workshop*. 24-26 de Maio de 1998. A Escola Nórdica de Saúde Pública, Gotemburgo, Suécia.

100.	Gosoniu GD et al Gender and socio cultural determinants of delay to diagnosis of TB in Bangladesh, india, and Malawi.Secção especial sobre Género e TB .Int J Tuberc Lung Dis 2008;12:848-855.

101.	Solomon Yimer , Gunnar Bjune, Getu Alene. Diagnóstico e atraso no tratamento entre doentes com tuberculose pulmonar na Etiópia --- um estudo transversal.2005.BMC Doenças Infecciosas; 112.

102.	Baily et al. Potencial rendimento de casos de tuberculose pulmonar por microscopia directa da expectoração num distrito da Índia do Sul. 1967.Bull wld Health Org; 37:875-892.

103.	Nichter N. Semântica da Doença e Saúde Internacional; o complexo pulmão fraco / TB nas Filipinas. Soc sci med 1994:38(5); 649-663.

104.	Fikree F F F, Karim M S, Midhet F, Berendes H W. Causa a mortalidade em idade reprodutiva em assentamentos socioeconómicos baixos de Karachi. J Pak Med Assoc 1993; 43(10): 208-212.

105.	OMS. The World Health Report 2003: shaping the future.2003. Genebra, organização mundial de saúde

106.	Shin S, Furina J et al .tratamento comunitário da tuberculose multi-resistente em Lima, Peru: 7 anos de experiência. Ciências sociais e medicina 2004;59: 1529-1539.

107.	Vega P, Sweetland A et al . psychiatricissues in the management of patients with multidrug resistant tuberculosis2001.Int J Tuberc lung dis;5(3):220-224.

108.	Croft RA, Croft RP. Despesas e perdas de rendimento incorridas pelos doentes com tuberculose antes de chegarem a um tratamento eficaz no Bangladesh. International Journal of Tuberculosis and lung Disease. 1998: 2(3):252- 254.

109. Pocock D, Khare A, Harries AD. A detenção de um caso de tuberculose em África: a perspectiva do doente. Lancet 1996; 347(9010):1258.

110. Organização Mundial de Saúde. Problemas de saúde mental: o fardo indefinido e oculto. Folha de dados número 218.Genebra, OMS, 2001b.

111. Long NH, Johansson E, Diwan VK, Winkvist A. Medo e isolamento social como consequências da tuberculose no Vietname: uma análise de género. Política de Saúde 2001;58:69-81

112. Agricultor, P. (1997). Os cientistas sociais e a nova tuberculose. Social Science & Medicine, 44(3), 347-358.

113. Somma D, Thomas B.E.et al Género e determinantes socioculturais do estigma relacionado com a tuberculose no Bangladesh, Índia, Malawi e Colômbia. Int J Tuberc Lung Dis2008;12(7):856-866.

114. Demissie M, Getahun H e Lindtjorn B. A tuberculose comunitária é tratada através de "Clubes de tuberculose" nas zonas rurais do norte da Etiópia. Soc Sci Med 2003,56(10):2009-2018.

115. Getahun H. Consequências médicas e sociais da tuberculose nas zonas rurais da Etiópia. Ethiop Med J 1999;37:147-153.

116. Connolley M, Nunn P. Women and Tuberculosis. Wld Stat Quat1996;49:115-119.

117. Carey, J. W., Oxtoby, M. J., Nguyen, L. P., Huynh, V., Morgan, M., & Jeffery, M. (1997). Crenças sobre a tuberculose entre os recentes refugiados vietnamitas no Estado de Nova Iorque. *Relatórios de Saúde Pública, 112(1),* 66-72